Docteur Augustin GORDE

DU

# BOUTON DE MURPHY

## DANS LA GANGRÈNE HERNIAIRE

MONTPELLIER
IMPRIMERIE CENTRALE DU MIDI
(HAMELIN FRÈRES)
—
1896

DU

# BOUTON DE MURPHY

### DANS LA GANGRÈNE HERNIAIRE

DU

# BOUTON DE MURPHY

## DANS LA GANGRÈNE HERNIAIRE

PAR

### Marie-Augustin GORDE

Docteur en médecine

RX-INTERNE DE L'HÔPITAL CIVIL DE PERPIGNAN

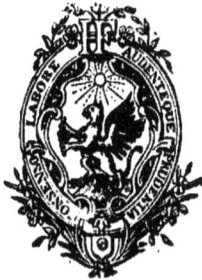

MONTPELLIER
IMPRIMERIE CENTRALE DU MIDI
(HAMELIN FRÈRES)
—
1896

A LA MÉMOIRE DE MA MÈRE


A MON PÈRE ET A MA SŒUR


M.-A. GORDE.

A MON PRÉSIDENT DE THÈSE

# MONSIEUR LE PROFESSEUR FORGUE

## MEIS ET AMICIS

M.-A. GORDE.

# INTRODUCTION

———

Ce n'est pas sans une certaine hésitation, que nous abordons ce sujet si vaste et encore si discuté.

La chirurgie abdominale n'a pas résolu le problème posé. Anus contre nature ou suture intestinale, que faut-il adopter? La Société de chirurgie elle-même n'a pas encore une opinion faite, et, si les partisans de la suture sont nombreux, il en est cependant qui n'admettent que l'anus contre nature.

Déjà cependant l'antisepsie, avec ses résultats pratiques, a donné une grande audace au chirurgien qui, plus hardi, affronte cette région, le *noli me tangere* des anciens. Aussi, l'élément infectieux éliminé, la suture intestinale à fait de grands progrès.

Mais est-ce à dire que l'entérorraphie doive être le résultat final, la seule intervention pratique, et qu'il n'y ait plus qu'à perfectionner celle-ci? Nous ne le pensons pas : l'on a fait à la suture des objections très graves, nous les énumérons dans notre travail ; de plus, son passif est chargé de statistiques encore bien sombres. C'est d'ailleurs ce qu'avait compris Murphy, quand il inventa son bouton anastomotique, pour avoir en même temps les avantages de la suture et en éviter les inconvénients. A-t-il complètement réussi? il serait téméraire de l'affirmer. Ce que nous pourrons cependant soutenir, c'est que, si le bouton de Murphy n'est pas l'instrument idéal, l'idée qui l'a inspiré est bonne et a déjà donné des résultats utiles. Nous apportons ici notre faible appoint à cette question discutée : elle n'est pas encore assez mûre pour qu'on puisse porter sur elle un jugement précis.

En France, surtout, l'opinion n'est pas faite, et le nombre des applications est encore restreint, puisque M. Terrier l'a employé le premier en février 1894. Il y a eu depuis plusieurs cas cités, mais en petit nombre, et ils ne sont pas entièrement rassemblés.

La partie originale de notre travail sera l'observation personnelle que nous publions, elle pourra faire nombre et venir à l'appui des défenseurs de cette méthode. Elle nous aidera pour appuyer certains de nos arguments, aussi la publierons-nous en première ligne. Nous devrons aussi beaucoup à M. le docteur Villard (de Lyon), dont les observations fourniront à notre travail une base très sérieuse. Nous tenons à le remercier de son obligeance et de l'amabilité avec laquelle il s'est mis à notre disposition.

Nous diviserons notre sujet en deux parties : la première s'occupera de la guérison de la hernie gangrenée sans appareil, en s'attachant seulement à décrire les deux méthodes principales, l'anus contre nature et l'entérorraphie circulaire. Dans la deuxième partie, nous parlerons de la réunion circulaire intestinale avec un appareil. Après un court historique de cette question, nous décrirons le bouton de Murphy et son manuel opératoire. Dans le troisième chapitre, nous montrerons ses avantages, et nous discuterons les reproches qu'on lui a adressés. Après un dernier chapitre, sur les modifications que l'on a apportées au bouton, nous terminerons par un certain nombre d'observations.

Mais, avant d'entrer en matière, nous nous faisons un devoir de remercier du plus profond de notre cœur les Maîtres émi-nents et dévoués de cette École, pour les conseils et les leçons qu'ils n'ont cessé de nous prodiguer, depuis le commencement de nos études.

Que M. le professeur Forgue nous permette de lui exprimer notre gratitude, pour l'honneur qu'il nous fait en acceptant de présider la soutenance de notre thèse.

Nous remercions M. le professeur Ducamp de la bienveil-lance qu'il a toujours montrée à notre égard.

M. le professeur Estor et M. le professeur agrégé Rauzier ont droit aussi à toute notre reconnaissance.

Nous nous souviendrons toujours de l'enseignement de M. le professeur agrégé Puech, à qui nous devons nos premières notions d'accouchement.

Ancien interne des hôpitaux de Perpignan, nous avons con-tracté une dette de reconnaissance envers M. le D$^r$ Massot, chirurgien en chef de l'hôpital civil. C'est à lui que nous de-vons l'idée de notre thèse et nous le remercions vivement des conseils qu'il a bien voulu nous donner.

M. le D$^r$ Fines, médecin en chef de l'hôpital de Perpignan, a droit aussi à notre gratitude.

Nous ne saurions oublier notre ami le D$^r$ Poujol, chef des travaux pratiques d'anatomie pathologique, qui nous a donné d'utiles conseils durant le cours de nos études.

# DU
# BOUTON DE MURPHY
## DANS LA GANGRÈNE HERNIAIRE

### PRÉLIMINAIRES

En matière de thérapeutique de l'étranglement herniaire, il convient, pour juger la valeur d'une méthode quelconque, d'avoir présente à l'esprit la gravité du mal auquel il s'agit de porter remède. Aussitôt que l'étranglement est réalisé, dès la première heure, une série de désordres prennent naissance, aux suites desquelles le malade reste fatalement exposé; même en imaginant une thérapeutique idéale qui rétablirait sans traumatisme chirurgical la situation normale des organes, la terminaison fatale ne serait pas constamment évitée, parce que celle-ci est la conséquence des lésions accomplies dès les premières heures, et la meilleure thérapeutique ne peut en diminuer la gravité. Ce sont ces lésions qu'on nous permettra de rappeler en quelques mots.

La dépression nerveuse qui résulte des tiraillements prolongés des filets sympathiques dans le lieu de l'étranglement, crée l'hypothermie et la tendance au collapsus ; elle diminue la résistance vitale de l'organisme et l'expose à l'infection.

Or l'infection est fatale, elle est réalisée dès les premières heures à travers les tuniques de l'intestin hernié. On sait combien l'obstacle opposé par les épithéliums à l'agression des microorganismes est aisément franchi ; les éléments doivent non seulement être intacts, mais encore fonctionner dans des conditions tout à fait physiologiques, pour opposer une barrière efficace ; le sang est normalement aseptique, mais il suffit de plonger une poule dans un bain froid prolongé pour faire apparaître des bactéries dans son sang. Or les tuniques de l'anse herniée sont mises, du fait de l'étranglement, dans les conditions de vitalité les plus précaires. La congestion passive, l'œdème, la diapédèse des globules rouges dont elles sont le siège, la compression de leurs filets nerveux, les livrent à l'invasion des bactéries intestinales. Celles-ci franchissent la barrière épithéliale, pénètrent dans les parois de l'intestin, passent de là dans le sac, et par les vaisseaux sont diffusés dans l'organisme. Leur existence est le facteur efficace des lésions locales et des lésions à distance (1). Localement c'est l'inflammation diffuse qui succède à la simple congestion passive des premiers moments. La présence des bactéries est sans doute le facteur nécessaire des thromboses, qui se produisent souvent dans les vaisseaux de l'intestin au niveau de l'étranglement. La compression seule n'expliquerait pas la coagulation, et l'on sait que la lésion de la paroi est indispensable à la formation du thrombus. Celui-ci peut remonter dans l'artère au-dessus de l'étranglement, et on explique ainsi que la gangrène des tuniques, qui en est la conséquence, ne se limite pas à l'anse herniée, mais gagne aussi l'intestin au-dessus de l'étranglement.

La gangrène peut aussi se produire sans l'intermédiaire des coagulations artérielles et peut être occasionnée par la

---

(1) Clado, *Congrès de chirurgie*, 1889.— Tietze, *Arch. f. klin. Chir.* XLIX,1.

présence de bactéries variées et virulentes, de même que les petits abcès. Parvenues dans le sac, les bactéries de l'intestin peuvent y développer l'inflammation fibrineuse. Elles peuvent aussi de là parvenir par plusieurs voies dans le péritoine et y occasionner la péritonite généralisée, soit qu'elles aient traversé les tuniques un peu au-dessus de l'étranglement, soit aussi qu'elles aient passé du sac dans la grande cavité péritonéale, à travers l'anneau, soit enfin que l'inflammation se soit propagée par les parois. Les lésions à distance relèvent aussi également de l'infection ; les microorganismes infiltrant les villosités, ou répandus dans le péritoine, sont aisément absorbés par les radicules lymphatiques et veineuses et sont portés, avec le sang, dans les organes où il est possible de les colorer (1). C'est une septicémie qui se crée et qui va tenir sous sa dépendance les lésions viscérales et les phénomènes généraux. Quant aux lésions pulmonaires, elles peuvent être expliquées aussi bien par l'infection bronchique que par l'infection du sang. Avec l'infection et la dépression nerveuse, nous devons encore mentionner l'absorption des poisons intestinaux au-dessus de l'étranglement. Si donc, dans l'appréciation de la gravité immédiate de la maladie, on fait abstraction des lésions locales, parce que quelques heures sont nécessaires à leur production, il n'en reste pas moins que le malade, dès les premières heures de l'étranglement, est un déprimé nerveux, un intoxiqué et un septicémique. C'est en vain qu'on guérira la lésion locale, c'est une maladie générale à la fois toxique et infectieuse qui s'est constituée, et le malade, guéri de son étranglement, pourra mourir de septicémie. Ce sont là des faits assez fréquents en clinique. Dans un étranglement prolongé, la kélotomie aura permis de réduire la hernie et en même temps de constater qu'aucune lésion

(1) Clado, loc. cit.

locale grave n'a eu le temps de se produire. Cependant la réduction n'amène pas l'amélioration attendue ; au contraire, la cyanose, l'hypothermie, la tendance au collapsus augmentent, il existe de l'albuminurie, de la gêne respiratoire, et le malade succombe à la septicémie.

Comme le présent travail est consacré à l'étude d'un procédé de thérapeutique locale, on comprendra que nous ayons voulu souligner que la lésion locale engendre, dès la première heure, une maladie générale qui évolue pour son propre compte, et contre laquelle le chirurgien est impuissant ; de telle sorte qu'un certain nombre de cas terminés par la mort doivent figurer dans la statistique des méthodes de traitement les plus parfaites.

# PREMIÈRE PARTIE

---

## ANUS CONTRE NATURE ET SUTURES INTESTINALES

---

## CHAPITRE I

---

### Historique

C'est à partir de 1700, avec Littre, que commence le véri-
table historique de la question: avant cette époque, les données sont asséz nuageuses.

Littre, le premier, dans un cas d'étranglement intestinal,
fit la résection de l'anse gangrenée et établit un anus contre
nature.

Méry, en 1701, dans un mémoire présenté à l'Académie
des sciences, publie une observation d'anus contre nature.

En 1730, Morand, dans un mémoire à l'Académie de médecine, rapporte la première entérorraphie pratiquée en 1727,
par Ramdhor, chirurgien du duc de Brunswick. On peut ci-
ter, après lui, quelques autres cas où la suture a été faite,
mais ils sont rares, car on s'en tient à l'anus contre nature.

Louis, en 1757, tout en trouvant l'anus une infirmité re-
poussante, en est cependant partisan.

Vidal de Cassis, en 1860, conseille de débrider, d'inciser
l'intestin et d'attendre les efforts de la nature.

En somme, il faut arriver à ces vingt dernières années pour voir l'éntérorraphie prendre un rang honorable dans la chirurgie de l'abdomen. Son histoire ne date, à vrai dire, que de ce temps-ci, mais elle a gagné du terrain et ses statistiques sont devenues très nombreuses. Elle est cependant encore loin d'avoir l'unanimité des suffrages. Scheide, Esmarch, Billroth, au huitième Congrès de chirurgie, semblent préconiser l'anus contre nature. Krocher, Madelung, Rydygier, Julliard, Czerny, acceptent l'entérorraphie circulaire primitive. Bergmann, Hahn, s'en tiennent à l'anus contre nature que l'on pourra fermer quelques jours plus tard. Et la lutte continue : à la séance de la Société de chirurgie du 14 mars 1894, Chaput soulève la discussion, il est partisan de la suture intestinale, mais Terrier, Kirmison, Verneuil, apportent contre cette méthode des objections sérieuses et en restent à l'anus contre nature, en attendant une méthode qui puisse donner des résultats probants. Cependant un mouvement en faveur de l'entérorraphie se dessine, et les dernières statistiques semblent donner raison à cette façon de voir.

Étudions un peu plus en détail chacune de ces deux méthodes.

## CHAPITRE II

### Anus contre nature

L'anus contre nature a, comme avantage, d'être d'une exécution facile : il n'y a pas de terminaison fatale immédiate à redouter, puisque, le débridement terminé et l'anse gangrenée fixée au dehors, tout est fini ; de plus, l'instrumentation est des plus sommaires et tout praticien la porte dans sa trousse. Aussi est-ce une opération à la portée de tout médecin qui n'est pas chirurgien.

Mais son principal avantage est la rapidité avec laquelle il est fait; c'est à lui qu'on a recours lorsque le malade est en état de shock et qu'il y a urgence à opérer vite et sans anesthésie, car il ne pourra supporter celle-ci une heure et plus, temps que demande en général l'entérorraphie.

L'anus contre nature est par conséquent le pis-aller thérapeutique accepté par tout médecin de clientèle, mal outillé et sans aide, appelé auprès d'un malade, après trois ou quatre jours d'étranglement.

Le résultat sera très probablement mauvais, mais, sinon le patient, du moins les assistants avertis redoutent tellement l'intervention que souvent ils laissent le malade mourir de sa belle mort, plutôt que de le faire opérer. Dans les hôpitaux, l'anus contre nature est en général réservé aux cas urgents; à ceux qui peuvent supporter une anesthésie un peu longue on fait l'entérorraphie.

On pratique cette deuxième opération, malgré la gravité qu'elle entraîne, elle aussi, car l'anus contre nature, outre son énorme mortalité immédiate, a une léthalité secondaire très forte aussi. Une fois guéri de la hernie étranglée, le malade possède une infirmité dégoûtante, qu'il ne voudra pas supporter, ou qu'il sera obligé de faire disparaître à cause des désordres graves entraînés par elle; cette deuxième opération entraîne une certaine mortalité et peut ensuite ne pas amener sûrement la guérison.

Étudions d'abord les accidents immédiats qui surgissent une fois l'anus fait.

Au début, l'écoulement constant des matières peut donner lieu à un phlegmon grave de la région, amenant une infection péritonéale aiguë, le cas est fréquent, ou bien occasionner

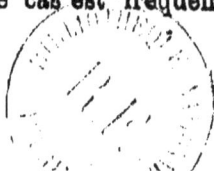

**2**

des suppurations sus-péritonéales graves amenant des thromboses septiques et une embolie pulmonaire (cas de Miculicz),
ou la pyoémie par communication avec la circulation veineuse.

La péritonite peut exister avant l'opération, le cas se présente d'ailleurs fréquemment et nous en avons donné la raison dans les premières pages de notre travail ; c'est une cause
de mortalité indépendante de toute opération, le malade
meurt dans le collapsus post-opératoire. Mais la péritonite
postérieure à l'intervention est entièrement due à l'anus
contre nature et très particulière à celui-ci.

Une des causes de mort les plus fréquentes est l'amai-
grissement et l'épuisement du malade par inanition; l'anus
artificiel, même quand il est placé près du cœcum, et à plus
forte raison quand il est placé haut sur l'intestin grêle, occa-
sionne une déperdition considérable de matières alimentaires
ingérées sans profit, le malade a continuellement une diarrhée profuse qui l'enlève en peu de temps.

On a accusé aussi l'anus artificiel d'amener des obstructions
par une coudure du bout supérieur, ajoutons à cela l'invagination de la muqueuse intestinale ; on a noté aussi des érythè-
mes fréquents, de l'érysipèle.

De plus, l'anus artificiel n'est pas à l'abri de certaines
complications reprochées à la suture intestinale. Chaplain cite
une observation où il y eut perforation du bout supérieur dans
un anus contre nature, English a un décès pour un cas identique, de même Barette dans sa statistique cite quatre cas de
perforation.

Enfin comme dernier accident, si l'on a la chance de ne pas
mourir de son anus artificiel, il faut se résoudre à une deuxième opération. Et ici le point important à faire ressortir,
c'est le temps qu'il faut pour guérir de cette infirmité. D'après
les observations de Barette, « il a fallu la plupart du temps
plusieurs mois, même plusieurs années, jusqu'à six à sept

ans, pour obtenir leur occlusion. » Car si certains malades ont été guéris à la première intervention, il en est beaucoup d'autres chez lesquels il a fallu intervenir deux et trois fois. Pour 61 cas cités par Barette, il y a eu 115 interventions.

Après toutes les causes de mortalité que nous venons d'examiner, il n'est pas étonnant que les statistiques se présentent sous un jour très sombre.

Il est à remarquer d'ailleurs que ces statistiques varient un peu parce qu'elles ne se sont pas toutes placées au même point de vue. Tandis que les unes donnent les résultats immédiats, d'autres, au contraire, et ce sont les plus probantes, nous donnent les résultats éloignés.

Voici l'ensemble de ces résultats :

Kocher (1), sur 7 cas, a 7 décès.

Morse (2), sur 7 cas, a 3 morts rapides par collapsus ou péritonite.

Haenel (3), sur 7 cas, a 3 cas rapidement mortels.

Korte (4), sur 28 cas, a 16 morts.

Hahm (5), sur 26 cas, a 20 insuccès.

D'Ardle (6), sur 36 cas, a 10 décès rapides.

Cosh (7), sur 120 cas, a 62 décès des suites de l'opération.

Poulsen (8), sur 31 malades, a 26 morts.

Lockwood (9), sur 35 cas, a 4 guérisons. Mortalité, 88 pour 100.

Miculicz (10), sur 94 anus, a 72 décès. Mortalité, 76 pour 100.

(1) *Correspond. blatt. für Schweizen Aerzte*, 1886, n° 5.
(2) *Wiener med. Wochenschrift*, 1882, n° 15.
(3) *Arch. f. klin. Chir.*, XXXVI, 1887.
(4) *Deutsche med. Woch.*, 1888.
(5) *Berlin. klin. Woch.*, 1888.
(6) *Dublin med. Journal.*, 1888.
(7) *New-York med. Journal*, 1889.
(8) *Centralblatt für Chir.*, 1889.
(9) *Société path. de Londres*, 1891.
(10) Miculicz, *Congrès des naturalistes et des médecins allemands*, 1891.

Statistique personnelle de Miculicz : sur 7 anus il a 7 morts.

Statistique de Lockwood qui a réuni les observations de St-Batholomew's Hospital, où l'on ne fait que des anus contre nature. Sur 78 cas on a eu 64 morts : 82 pour 100.

D'après les faits réunis par Kendal, Franks et Hutchinson (1), le taux de la léthalité est de 80 pour 100.

Enfin M. le docteur Massot, à Perpignan, sur 4 anus faits par lui, a eu 4 décès.

Statistique détaillée, prise dans la thèse de Tostivint :

|  |  |  |
|---|---|---|
| Établissement d'un anus c. n..... | accidents immédiats 80 décès. . . . . | 48,48 pour 100 |
|  | accidents secondaires, 36 décès. . . . | 21,81 pour 100 |
| Rétablissement du cours des matières. | accidents éloignés, moyenne. . . . . | · 15 pour 100 |
|  | Total. . . . . | 85,29 pour 100 |

Examinons rapidement la mortalité dans le traitement de l'anus contre nature. Elle dépend du procédé que l'on emploie ou que l'on est forcé d'employer.

En 1839, Dupuytren publia 41 observations d'entérotomie avec 7,32 pour 100 de mortalité.

Korte (2) apporte une statistique de 104 cas. 4,80 pour 100 de décès.

Makins (3), sur 41 cas, a 7 pour 100 de décès.

Hertzberg (4), 4 pour 100 de décès.

Korte (5), cinq ans après, donne une deuxième statistique : sur 111 cas, il a 9 pour 100 de décès.

(1) *The Lancet*, avril 1893.
(2) *Berlin. klin. Woch.*, 1883.
(3) *St-Thomas's Hosp. Rep.*, 1884.
(4) *Beiträge z. klin. Chir.*, 1887.
(5) *Deutsche med. Woch.*, 1888.

Gœtz, 113 observations, a 3,54 pour 100 de décès.

En somme, la mortalité dans l'entérotomie ressort à 6 pour 100. Mais il y a 21 pour 100 d'insuccès.

L'anaplastie donne à près les mêmes résultats.

Mais dans quelques cas l'on ne peut employer l'une ou l'au- tre de ces deux opérations, soit parce qu'elles auront échoué, soit parce qu'on n'a pu retrouver le bout inférieur, soit enfin à cause du dépérissement rapide de l'individu qui ne permet pas d'attendre une guérison à longue échéance.

Il faut avoir recours à une autre méthode plus grave, l'en- térectomie secondaire, qui ne peut être jamais qu'une opéra- tion de nécessité ou une opération de complaisance pour dé- barrasser rapidement le malade de son infirmité. La statisti- que est bien plus défavorable. Nous empruntons le tableau suivant à la thèse de Tostivint.

| N°⁰ | DATES | AUTEURS | NOMBRE de cas | Proportion de morts |
|---|---|---|---|---|
| 1 | 1881 | Rydygier......................... | 18 | 33,3 % |
| 2 | 1882 | Julliard......................... | 25 | 32 » |
| 3 | 1883 | Bergmann........................ | 25 | 40 » |
| 4 | 1883 | Bouilly ......................... | 29 | 37,7 » |
| 5 | 1883 | Barette.......................... | 102 | 33,33 » |
| 6 | 1883 | Heimann ........................ | 37 | 37,8 » |
| 7 | 1883 | Jaffé............................ | 35 | 31 » |
| 8 | 1884 | Reichel.......................... | 37 | 37,8 » |
| 9 | 1884 | Makins.......................... | 39 | 38,4 » |
| 10 | 1886 | Hertzberg....................... | 41 | 26,8 » |
| 11 | 1886 | Haënel ......................... | 43 | 37 » |
| 12 | 1888 | D'Ardle ........................ | 49 | 38 » |
| 13 | 1888 | Korte........................... | » | 27 » |
| 14 | 1889 | Gœtz............................ | 77 | 32,47 » |
| 15 | 1890 | Chaput.......................... | 90 | 35 » |

En résumé, la mortalité pour le traitement de l'anus contre nature donne, entérotomie et entérectomie comprises, une moyenne de 15 pour 100 qu'il faut ajouter à la mortalité précédente.

Nous avons suffisamment insisté par cette abondance de statistiques sur la gravité de l'anus contre nature. Examinons maintenant les résultats donnés par l'entérectomie primitive et l'entérorraphie.

---

## CHAPITRE III

### Entérorraphie

L'entérorraphie primitive ne présente pas les mêmes inconvénients que l'anus artificiel. Le phlegmon herniaire et la péritonite consécutive sont évités, une cause de mort des plus importantes est par là même éliminée. Une fois l'entérorraphie faite, si le malade survit à l'opération, il est absolument et radicalement guéri, il n'a plus à courir les chances de mort, si fréquentes dans les suites de l'anus contre nature ; plus d'infirmité dégoûtante, plus d'opération secondaire obligatoire, toujours longue et entraînant avec elle une certaine mortalité. Les menaces d'inanition particulières à l'anus artificiel disparaissent quand l'intestin est rétabli dans sa continuité. On voit combien grands sont les avantages fournis par la suture, et il n'est pas étonnant qu'elle soit si recommandée par certains chirurgiens.

Pour Bouilly, la résection, suivie de la suture intestinale, réalise un immense progrès dans la thérapeutique de la hernie étranglée. C'est, il est vrai, une intervention difficile et délicate, aussi ne doit-elle être faite que par un chirurgien de profession. Barette est du même avis.

Chaput admet aussi les sutures plutôt que l'anus, car la mortalité des premières, seule, diminuera en ajoutant des perfectionnements et des soins, ce qui ne pourra pas arriver avec l'anus artificiel.

Mais que d'inconvénients à reprocher à cette méthode. Voyons d'abord les indications de la suture, telles qu'elles ont été résumées par Bouilly :

1° État général suffisant pour n'avoir pas à redouter une longue anesthésie, amenant rapidement la mort par syncope, vomissements abondants ou congestion pulmonaire ;

2° Que l'examen de la hernie permette de rejeter l'existence d'une péritonite généralisée ;

3° Qu'il n'y a pas de matières fécales épanchées dans le péritoine ;

4° Que l'on pourra facilement attirer au dehors toute la portion intestinale et mésentérique ;

5° Que l'on pourra établir, d'une manière solide et efficace, la continuité de l'intestin, sans être gêné par une trop grande différence des bouts réséqués.

Toutes ces contre-indications faites à l'entérectomie réduisent de beaucoup le nombre des interventions. Guinard (1), se demandant « quels sont les malades justiciables de l'opération idéale, la résection », déclare « que ce sont les moins nombreux. » Les malades en état de shock, et ils sont nombreux, ne pourront que rarement supporter l'anesthésie. Celle-ci doit être continuée souvent pendant une heure, et même une heure et demie ; l'entérorraphie est en effet une opération

(1) *Bulletin de thérap.*, 1894.

longue et minutieuse. Aussi toutes les fois que l'état général
est mauvais, que la température est en hypothermie, que les
extrémités sont froides, il y a lieu de s'abstenir de toute opération de longue durée.

Puis le rétrécissement amené par la suture, qui a refoulé
dans la lumière de l'intestin deux replis circulaires, rend
l'écoulement des liquides moins facile, et, si ce repli est volumineux, il peut se produire des accidents d'occlusion, ou bien
celle-ci peut ne pas disparaître, même une fois l'étranglement
levé.

Cette augmentation de la tension intestinale empêche la
rapide évacuation du contenu. Les sutures, si elles ont été
rapidement faites ou si les intervalles qui les séparent sont
trop grands, peuvent être forcées, et alors le contenu septique
de l'intestin, ou bien passe entre deux fils, ou bien ceux-ci,
tiraillés, coupent les tuniques ; dans les deux cas, le péritoine
est infecté. La moitié de la mortalité est due au relâchement
des sutures.

Un inconvénient de la résection intestinale est l'hémorragie
gênante, qui se déclare après la résection d'un intestin parfois
très congestionné ; celle-ci n'est pas dangereuse peut-être,
mais elle fait perdre du temps ; de plus, à chaque passage de
l'aiguille, un peu de sang s'épanche par l'ouverture produite
et gêne l'opération.

Parfois aussi les sutures peuvent être faites dans un tissu
sain en apparence, mais qui se gangrènera quelques heures
après.

Enfin, formulons un dernier reproche, ce n'est pas le moins
grave, nous voulons parler de la difficulté qu'il y a à faire
les sutures. Tous les chirurgiens sont d'accord là-dessus.
« L'opération de la suture, dit Chaput, doit être réservée à un
chirurgien exercé » ; et plus loin : « L'inexpérience de l'opéra-
teur constitue une contre-indication absolue, car il faut aller

vite. » Tout médecin n'est pas à même de faire des sutures intestinales. Il faut s'y être fait la main, les avoir essayées sur le cadavre, sur des chiens ; on doit s'y exercer souvent. Aussi est-ce seulement dans les hôpitaux que l'on pourra les employer ; il faut être sûr de son asepsie, sûr de ses aides, sûr de ses fils et avoir sous la main une instrumentation spéciale. Il est rare, en pratique ordinaire, de rencontrer tout cela, et cependant la hernie étranglée est essentiellement un cas d'urgence.

Passons aux statistiques, nous en discuterons tout à l'heure la valeur.

Rydygier, Madelung (1), ont 52 pour 100 de mortalité.

Schmidt (2) a 71 pour 100 de mortalité, Jaffe (3) 69 pour 100 de mortalité.

Makins (4), sur 55 cas, a 29 décès : mortalité 52,70 pour 100.

| | | | |
|---|---|---|---|
| Bouilly et Assaky (5) . . . . . . | — | 52 | — |
| Barette, sur 49 cas, a 26 guérisons. | — | 46,93 | — |
| Carson (6), sur 21 cas . . . . . . | — | 47,6 | — |
| D'Ardle (7), sur 75 cas, a 41 décès. | — | 53,94 | — |
| Mc Cosh (8) 115 cas.. . . . . . . | — | 50 | — |
| Krumm (9), sur 70 cas, 39 guérisons complètes et 4 incomplètes. | — | 38,5 | — |
| Miculicz (10) donne une statistique générale de 64 cas et 32 morts . | — | 50 | — |

(1) *Arch. f. klin. Chir.*, Bd XXVII.
(2) *Verh. d. deuts. Ges. f. Chir.*, 1883.
(3) *Inaugural Dissertation*, 1883.
(4) *Saint-Thomas's Hosp. Report*, vol. XIII.
(5) *Revue de chirurgie*, 1883.
(6) *Journ. of Amer. med. Assoc.*, 7 mai 1887.
(7) *Dublin med. Journal*, 1888.
(8) *New-York med. Journ.*, 1889.
(9) *Beit. z. klin. Chir.*, 1891.
(10) *Réunion des naturalistes et des médecins allemands*, 1891.

La statistique personnelle de cet auteur donne 21 cas et
14 guérisons . . . . . . . . . . mortalité 33     pour 100
Enfin, la statistique de Tostivint
comprend 144 opérés avec 93 gué-
risons et 51 morts. . . . . . . .     —   35,41    —
et, en défalquant les décès non im-
putables à l'opération, cet auteur
arrive à. . . . . . . . . . . .     —   31,61    —

Si l'on fait de même pour la statistique de Bouilly, on arrive
à 35 pour 100.

Celle d'Ardie, arrangée de la même façon, donne un total
de 57 hernies gangrenées avec 35 guérisons et 22 morts.

Constatons d'abord qu'il y a loin de ces statistiques à celles
que nous avons données pour l'anus contre nature : tandis que
la mortalité se maintient à 80 pour 100 pour celui-ci, elle n'est
pour l'entérorraphie que de 50 pour 100, et elle tend à s'abais-
ser à 40 et même 35 pour 100 depuis que les règles de l'antisepsie sont bien observées, et que l'on n'opère que les malades
remplissant les indications formulées par Bouilly. On obtient
ces dernières statistiques, parce que l'on n'a traité que les cas
choisis, ou que l'on a éliminé les décès ne dépendant pas de
l'opération.

Il est difficile, il est vrai, de comparer les deux séries de
statistiques, elles ne sont pas faites, en effet, de la même façon.
L'anus contre nature est réservé à tous les cas désespérés, à
tous ceux dont ne veut pas l'entérorraphie ; celle-ci fournit, au
contraire, des statistiques choisies ou triées, qui font descen-
dre sa mortalité à 31 pour 100. Il faudrait, si l'on voulait les
comparer, qu'on pût fournir deux statistiques identiques :
une première, dans laquelle tous les malades soignés pour
une hernie étranglée, seraient traités par l'anus contre nature
(celle-ci existe, nous avons, entre autres, celle de Saint-Bar-
tholomews's Hospital avec 82 pour 100 de décès), et une se-

conde, où tous les malades seraient traités par l'entérorraphie ;
la comparaison pourrait alors se faire, mais cette dernière
n'existe pas, le terme précis de comparaison manque.

En résumé, nous avons montré que l'anus contre nature
n'a pour avantage que la rapidité avec laquelle il peut être
établi, et sa facilité, qui le met à la portée de tous les médecins. Mais, avec cela, il a presque tous les inconvénients de
l'entérorraphie, et y ajoute ceux qui lui sont propres, l'inanition qu'il entraîne et l'obligation de pratiquer une seconde
opération. De plus, ses statistiques sont absolument défavo-
rables, elles n'ont aucune tendance à s'améliorer, et elles ne
le pourront pas à cause de ses accidents inévitables.

La suture intestinale, malgré que ses statistiques ne puissent fournir un point de comparaison avec les précédentes, a
réellement une mortalité bien plus faible, et qui tend à diminuer. Aussi doit-on condamner sans réserve l'anus contre
nature, et, comme le dit Trélat, « il ne faut admettre l'anus
contre nature, que quand il s'est établi lui-même. » Il faut le
remplacer par l'entérorraphie ; c'est, en effet, le moyen idéal,
mais arrive alors toute la série des contre-indications signalées plus haut, et qui seules, si on les observe exactement,
permettent de réduire la mortalité. De plus, et nous insistons
là-dessus, l'entérorraphie est une opération difficile, et les
médecins n'ayant pas d'hôpital et un matériel spécial en reste-
ront encore, à leur corps défendant, à l'anus contre nature,
malgré ses dangers et malgré les statistiques.

N'existe-t-il donc pas une autre méthode qui, diminuant les
contre-indications de la suture et évitant sa difficulté, pourrait
la remplacer et qui ferait disparaître l'anus contre nature,
en lui enlevant les cas désespérés dont ne veut pas l'entérorraphie ? Nous pensons que si. C'est cette méthode que nous
allons étudier dans la seconde partie de notre travail.

## OBSERVATION I

( PERSONNELLE. — INÉDITE)

(Hôpital civil de Perpignan. Service du docteur Joseph Massot)

Hernie crurale étranglée. — Kélotomie. — Entéro-entérostomie par application
du bouton de Murphy.

Le 9 août 1895, à une heure du soir, on apporte à l'hôpital une malade atteinte de hernie crurale étranglée et siégeant à droite. Elle
fait remonter l'origine de cette hernie à un accouchement qui a eu
lieu quinze ans auparavant. Elle était petite, peu gênante, indolore ou
à peu près, et c'est sans doute pour cela que la malade n'a jamais
éprouvé le besoin de la contenir par un bandage.

L'étranglement remonte à quatre jours et il est attribué par la
malade à une indigestion survenue pendant la nuit.

Le lendemain de cette nuit, le ventre devint douloureux, surtout
au niveau de la hernie.

A partir de ce moment, il n'y eut plus de selles et aucun gaz ne
s'échappa par l'anus.

Des vomissements se produisirent bientôt, bilieux d'abord, ensuite fécaloïdes, et se reproduisirent ainsi jusque sur la table d'opération.

C'est donc dans l'après-midi du quatrième jour après l'étranglement que nous la voyons dans l'état suivant. Le faciès est grippé, le
pouls est petit et rapide, les extrémités sont froides et un peu cya-
nosées.

La peau est recouverte d'une sueur abondante, mais froide. Le
ventre est ballonné, très sensible, et les anses intestinales distendues
se dessinent à travers sa paroi. La hernie est petite, dure, douloureuse au contact ; la peau qui la recouvre est rouge-violacé et en-
duite d'onguent napolitain.

En présence d'un pareil état, on se décide à faire la kélotomie
d'emblée, sans essayer par conséquent du taxis qui pourrait réduire
un intestin trop malade ou causer sa rupture. Même, en vue d'un intestin gangrené, on prépare tout ce qui peut être nécessaire pour
une entérorraphie, et en particulier les boutons de Murphy.

Dès les premières inhalations de chloroforme survinrent des vomissements fécaloïdes et des menaces de syncope qui obligèrent à une grande prudence dans l'anesthésie.

Après une désinfection complète de la région, on fait à la peau une incision dirigée suivant le grand axe de la tumeur et sensiblement parallèle au pli inguino-crural.

On arrive vite sur le tissu cellulaire régulièrement verdâtre, comme infiltré de pus, se détachant avec la plus grande facilité des tissus environnants. Il répand une odeur infecte. On n'ouvre le sac immédiatement sous-jacent qu'après avoir abstergé et éliminé les tissus malades du mieux possible. Un examen rapide de l'intestin fait voir qu'il n'est pas perforé, mais qu'il est impossible de le réintégrer dans la cavité abdominale, tel qu'il est. En effet, ses parois sont affaissées sur elles-mêmes, sa coloration est rouge-noir et par places couleur feuille-morte ; l'une de ces taches mesure plus d'un centimètre de diamètre.

On débride, non sans peine, l'anneau du sac à l'aide du bistouri de Cooper. Mais ce débridement n'étant pas suffisant pour attirer l'intestin au dehors, on se décide à faire en haut une seconde incision, tombant à peu près perpendiculairement sur la première, et d'environ trois centimètres de long. On a ainsi un orifice qui permet de l'amener à l'extérieur, sans lui faire subir de violences, et qui permettra tout à l'heure de le réintégrer dans la cavité abdominale avec la même facilité, lorsque les deux segments que l'on va faire seront anastomosés par le bouton de Murphy.

A l'aide de compresses aseptiques, on isole complètement la cavité abdominale, des tissus sphacélés. On fait refluer au loin les matières contenues dans l'intestin, et un aide, en comprimant les deux bouts entre les doigts de ses deux mains, les empêche de revenir vers les points malades d'où on les a chassées.

Par deux sections perpendiculaires à l'axe de l'intestin, on en enlève environ douze centimètres, de telle façon qu'elles portent sur des parties bien saines. Ces deux sections sont faites successivement et traitées de la même manière.

Le plus petit des boutons peut seul pénétrer sans effort dans la lumière de l'intestin.

Sur son bord avivé, on fait un surjet au catgut et on serre en bourse chacun d'eux, sur le collet de chacune des deux parties correspondantes du bouton de Murphy. On s'assure que la muqueuse ne déborde nulle part, et qu'ainsi les séreuses s'adosseront nécessairement l'une à l'autre sans aucune interposition dans toute leur étendue. On réunit facilement l'une à l'autre les deux parties du bouton et on les serre suffisamment. Le contact des deux séreuses est complet sur tout le pourtour de l'intestin. Pour plus de sécurité, on voudrait réunir les séreuses intestinales par une couronne de points de Lembert; mais on n'en fait qu'un, parce qu'une hémorragie, relativement abondante, se fait par les piqûres de l'aiguille, tant l'intestin est congestionné.

On renonce donc à effectuer ce travail minutieux et long. Il donnerait peut-être un peu plus de sécurité, mais il allongerait notablement la durée de l'opération et pourrait ainsi accroître sa gravité.

L'intestin ainsi muni de son bouton est facilement replacé dans la cavité abdominale.

On décolle ensuite le péritoine à partir des bords des incisions, on élimine tout ce qui n'est pas sûrement en bon état et on le suture en multipliant les points de contact de séreuse à séreuse. Ceci fait, on refoule au loin cette ligne de sutures.

Le sac est ensuite enlevé ; il suffit pour cela de le prendre entre les doigts et il suit tout entier, d'un seul morceau, avec la plus grande facilité et presque sans traction. La surface ainsi dénudée est fortement frottée avec des compresses bouillies dans la liqueur de Van Swieten et très abondamment lavée avec cette solution, jusqu'à ce qu'elle paraisse ne plus rien avoir de suspect à sa surface.

On fait alors au catgut la suture de tous les tissus qui ont été sectionnés par la deuxième incision. — Ceux-ci sont sains en effet. — Comme, malgré toutes les précautions prises, il n'en est pas de même pour les tissus mis à nu par la première, on la laisse sans réunion. On suture au crin de Florence les lèvres cutanées de la deuxième incision seulement, et pour la même raison.

On place de la gaze iodoformée sur toute la partie de la plaie non réunie. C'est une sorte de drain, mais tout à fait superficiel. Pansement avec de la gaze iodoformée et de la ouate phéniquée, le tout recouvert d'une lame de Mackinstoch et maintenu par des bandes de gaze aseptique.

Il a fallu se hâter de terminer l'opération, parce que les vomissements fécaloïdes se sont remontrés, que le pouls faiblissait encore, que la malade se refroidissait et qu'elle se trouvait dans un état syncopal des plus alarmants.

L'opération a été assez longue, mais tout ce qui a eu trait à l'intestin a été assez rapidement mené; c'est surtout le nettoyage des tissus sphacélés qui a accru sa durée.

Le soir même de l'opération, la malade, qui s'est cependant assez bien réchauffée, ne peut uriner seule; on est obligé de la sonder. Elle rend deux heures après l'opération une petite selle à laquelle on ne peut accorder beaucoup d'importance, parce que les matières dont elle est composée pouvaient être refermées dans la partie de l'intestin située au-dessous de l'étranglement. Le soir de ce même jour, la température est à 37° et le pouls est à 100.

10. — Le facies est toujours anxieux et le pouls monte à 120. On est encore obligé de la sonder, bien qu'elle ait par moments de l'incontinence d'urine. Mais, d'autre part, les vomissements se sont arrêtés, le ventre est peu douloureux et on y perçoit des gargouillements. On croit cependant bon de lui prescrire un peu de morphine pour la journée et un lavement émollient pour le lendemain.

11, deuxième jour après l'opération. — On visite la plaie; il n'y a pas de suppuration apparente et l'on espère pouvoir alors fermer la plaie en toute sécurité, ce que l'on fait à l'aide de trois points de suture au crin de Florence. La température est à 37°2 et le pouls à 105-110.

Le soir, la température est à 37°5 et l'état général à peu près le même. Le lavement n'a produit que peu d'effet. On continue l'usage de la morphine à dose très modérée, mais on ordonne un léger purgatif salin pour le lendemain.

12, troisième jour. — L'état général est encore sensiblement le même; le pouls reste à 105-110 et la température n'est que de 37°. Le purgatif ne produit aucun effet. Il faut toujours la sonder, quoiqu'elle urine sous elle. Dans la crainte qu'elle ne s'affaiblisse, on lui fait prendre une potion tonique.

Le quatrième jour, on regarde ce qui se passe du côté de la plaie. Les tissus suturés en dernier lieu ne se sont pas réunis. Ceux qui étaient sphacélés s'éliminent. Pour faciliter cette élimination, on enlève un point de suture. La purgation administrée hier cause aujourd'hui quatre selles. Le ventre n'est plus ni ballonné ni douloureux, bien que l'état général ne soit pas encore très bon. La température reste à 37° et le pouls descend à 96-100.

Le 15, la diarrhée continue, mais l'état général devient meilleur, et, à partir de ce moment, s'améliore rapidement. Il faut cependant sonder la malade jusqu'au 18.

Le bouton ne fut expulsé que le 21, treize jours après l'opération. Entre les deux parties qui le constituent, on voyait un morceau de catgut qui n'avait pas été résorbé.

On ne constata la cicatrisation complète de la plaie que le 22 septembre, bien que depuis longtemps elle ne suppurât plus ; l'élimination du sphacèle n'avait du reste donné lieu à un peu d'écoulement puriforme que pendant trois ou quatre jours.

Le résultat définitif fut excellent. La cicatrice, à peu près linéaire, paraît solide, souple et mobile ; la malade supporte sans douleur la pression du bandage herniaire qu'on lui a conseillé de porter pendant quelque temps ; du reste elle est sortie de l'hôpital le 9 octobre. On l'a revue plusieurs fois depuis lors ; la guérison s'est maintenue intacte et les fonctions intestinales s'accomplissent sans le moindre incident.

# SECONDE PARTIE

---

## RÉUNION INTESTINALE SANS SUTURES

---

## CHAPITRE I

---

### Historique

La puissance d'adhésion de la séreuse intestinale était connue depuis longtemps par les physiologistes et les chirurgiens, tels que Richerand, Schmidt, Thomson, Travers, et surtout Bichat. Ils avaient constaté cette adhérence heureuse, mais il n'en était pas résulté d'indications pratiques, jusqu'à Jobert de Lamballe, en 1824, qui préconisa la réunion intestinale par l'adossement des deux feuillets séreux.

Apparaît alors Denans, qui, se faisant une conception très nette de la réparation des solutions de continuité, propose un appareil spécial qui dispenserait d'employer des sutures. Les résultats obtenus sur le chien, avec son appareil, sont très bons, et il propose de l'employer chez l'homme.

Boyer, dans une thèse « sur les opérations que réclament les plaies de l'estomac et de l'intestin », présentée en 1841, donne une longue description du procédé de Denans.

L'appareil de Denans se compose de trois parties :

1° De deux viroles en argent pour les bouts supérieur et

inférieur de l'intestin réséqué. Chaque virole est engagée dans le bout libre de l'intestin, on renverse de chaque côté l'intestin en dedans d'elle ;

2° D'une troisième virole en acier et formant ressort, plus étroite et plus longue que les deux précédentes, et que l'on introduit dans les deux autres viroles coiffées de la partie repliée de l'intestin sectionné; l'on serre jusqu'au contact des deux séreuses. La virole interne est retenue aux deux autres par des ressorts maintenus par un rebord pratiqué sur les deux premières viroles.

La réunion faite, les viroles deviennent libres dans l'intestin, et sortent par l'anus.

Guersant aurait obtenu un succès avec cette méthode.

Le procédé de Denans est passible d'objections graves, aussi n'a-t-il pas vécu. D'ailleurs, à cette époque, le manque d'asepsie rendait toute opération sur l'intestin d'une gravité exceptionnelle, et il aurait été difficile d'apprécier un instrument qui entraînait avec lui un aussi grand aléa que celui de l'infection.

Baudens, en 1836, propose un système semblable à celui de Denans, mais plus simple : il emploie une virole placée dans le bout inférieur et un anneau de caoutchouc placé dans le bout supérieur replié, on fait glisser l'anneau sur la virole recouverte de l'intestin, les deux séreuses sont en contact. Ce procédé ne semble pas avoir été employé chez l'homme.

Peu après, Amussat propose un procédé plus audacieux encore. Se fiant à la rapidité avec laquelle se forment les adhérences de séreuse à séreuse, il invagine les deux côtés de l'intestin et les rapproche sur un bouchon rétréci en son milieu. Un fil modérément serré maintient les surfaces en contact. Ce procédé est essentiellement mauvais, à cause de l'obstruction qui se produit nécessairement, et du fil qui peut être trop serré.

Péan, en 1869, préconise un procédé qui n'a pas vécu. Il fermait les solutions de continuité de l'intestin à l'aide de serre-fines spéciales.

En 1870, Bérenger-Féraud avait essayé de réunir les séreuses au moyen de prismes en liège.

Henroz et Bobrick avait aussi créé un appareil consistant en un anneau muni de petites griffes qui s'enfonçaient dans un anneau opposé pourvu d'orifices.

Tous ces essais avaient été infructueux, et il ne reste absolument rien de tous ces procédés. Il faut arriver à Senn pour avoir des observations d'anastomose sans suture. Ce chirurgien, au moyen de plaques d'os décalcifié, a obtenu des résultats probants. Nous ne décrirons pas sa méthode, qui se trouve très bien étudiée dans la thèse de Magill (Paris, 1894). Toutefois ce procédé entraîne des inconvénients nombreux, aussi ne s'est-il pas généralisé.

Enfin Murphy, en 1892, inventa son bouton anastomotique ; c'est à l'étude de celui-ci que nous allons consacrer notre seconde partie.

# CHAPITRE II

## Description du bouton de Murphy et Manuel opératoire

DESCRIPTION. — Le bouton de Murphy se compose essentiellement de deux pièces métalliques, l'une mâle et l'autre femelle. Elles sont percées chacune d'un canal central pouvant pénétrer l'un dans l'autre.

La partie femelle, la plus simple, est formée par un cylindre creux, ouvert à ses deux extrémités, et muni à son intérieur d'un pas de vis. A l'une des extrémités, le cylindre se replie en dehors et forme un rebord extérieur débordant le cylindre de 4 à 5 millimètres; ce rebord est lui-même percé de quatre orifices destinés à faciliter la circulation des matières. Ce rebord présente un côté convexe et un côté concave : le côté convexe est régulièrement libre, le bord concave recouvre la moitié du cylindre dont l'autre moitié est libre.

La partie mâle est formée aussi d'un cylindre et d'un rebord, mais le cylindre est plus étroit et d'un tiers plus long que le précédent.

Le long de ce cylindre, et en regard, se trouvent deux crochets montés sur ressort qui s'adaptent au pas de vis. Ces crochets sont disposés de telle façon que le cylindre mâle pénètre par glissement dans le cylindre femelle sans obéir au pas de vis ; la séparation des deux pièces, au contraire, ne peut s'effectuer qu'en faisant suivre aux crochets tout le trajet du pas de vis.

Une partie accessoire est adaptée à la pièce mâle, c'est une virole maintenue par un ressort ; la résistance du ressort vaincue, la virole vient s'appliquer contre le rebord du bouton ; dès qu'on ne presse plus sur la bague, celle-ci revient à sa place primitive. Cette virole sert à régulariser la pression faite sur les deux séreuses mises en contact.

Murphy a fait construire plusieurs modèles de boutons anastomotiques.

Les dimensions du nº 1 sont de 3/4 de pouce (20 millim. 3).

Le nº 2 a 13/16 de pouce (22 millim. 5).

Le nº 3 a 15/16 de pouce (25 millim. 3).

Le nº 4 a 1 pouce de diamètre (27 millim.).

Les diamètres des cylindres mâles sont les suivantes :

Nº 1, 7 millim, 1/2; nº 2, 9 millim.; nº 3, 11 millim. ; nº 4, 13 millim. 1/2.

Murphy a fait également construire un cinquième bouton avec les dimensions suivantes : 1 pouce 1/4 ou 29 millim. de diamètre pour les opérations sur le rectum.

MANUEL OPÉRATOIRE. — Nous ne nous arrêterons pas à décrire la kélotomie et les précautions préliminaires. Il faut cependant, dans toute hernie étranglée, songer à la gangrène de l'intestin et préparer pour cela des aiguilles, des fils de soie et enfin plusieurs modèles de boutons dévissés et prêts à être mis en place. On pourra même placer auparavant un tampon de coton, retenu par une épingle anglaise, dans la lumière de chaque moitié de bouton, comme le conseille Quénu, de façon à ce que le liquide intestinal ne jaillisse pas brusquement par son ouverture, au moment où il sera posé. On enlève seulement les tampons de coton, au moment où l'on va réunir les deux pièces. On évite ainsi une perte de temps considérable et nous savons quelle est la valeur des minutes perdues.

Après l'incision des tissus et l'ouverture du sac, on arrive sur l'anse étranglée, on débride l'anneau et on attire l'intestin au dehors. Il faut examiner soigneusement l'anse herniée, la laver avec de l'eau bouillie chaude de façon à voir si la circulation se rétablit en tous les points. Si l'on ne conserve aucun doute sur sa vitalité, on le fait pénétrer dans l'abdomen et tout est dit.

Toute autre sera la conduite à suivre, si la partie herniée paraît suspecte. L'examen attentif a permis de constater que l'intestin ne présente pas de plaques de gangrène, mais sa teinte n'est pas absolument franche. Dans ce cas-là, il est très logique de maintenir par un fil l'anse herniée au dehors, de l'entourer de compresses aseptiques et d'attendre vingt-quatre heures avant toute autre intervention.

Mais, pour peu que l'intestin présente des traces de morti-
fication, il faut se hâter, réséquer largement et réunir au
moyen de bouton Murphy. Cette méthode pourra peut-être
paraître radicale; mais, après que nous aurons montré la facilité avec laquelle cette application est faite, notre procédé
sera, nous le pensons, plus facilement accepté.

L'anse est gangrenée, on se décide à réséquer la partie
hors de service. On commence par faire la ligature de la
partie mésentérique adhérente à l'intestin à sectionner ; on
met un ou plusieurs fils en chaîne, selon la longueur du mésentère qui va rester libre. On peut même, par une incision
en V, enlever la partie mésentérique demeurée libre, si celle-
ci est trop volumineuse. Il faut ensuite, — l'anse étant complètement extraite de la cavité péritonéale et entourée de
compresses aseptiques, — qu'un aide, après avoir fait refluer
en haut et en bas les liquides, maintienne avec le pouce et
l'index de chaque main le bout supérieur et le bout inférieur,
en laissant entre ses mains l'intestin à réséquer ; on devra
faire les choses largement, il faut réséquer plutôt plus que
moins, de façon à être assuré de la vitalité de la zone à réunir.
La pression digitale est meilleure que celle qui est fournie
par la pince garnie de caoutchouc, elle est plus régulière et
contusionne moins les tissus.

La partie d'intestin sphacélé enlevée, il reste à placer le
bouton. On commence à faire sur l'un des bouts de l'intestin
sectionné une suture en surjet, partant du bord opposé au
mésentère et revenant finir au même point, la suture doit être
faite de façon à retourner en dedans la muqueuse qui a des
tendances à s'ectropionner, si celle-ci était trop épaissie, ce qui
donnerait une collerette trop volumineuse, il faudrait la grat-
ter à l'aide de la curette; on serre les deux extrémités du fil
sur le cylindre central, on fait de même sur l'autre bout. On
rapproche les deux pièces du bouton ; mais, avant de serrer à

fond, qu'on s'assure que la collerette pénètre bien dans la rainure de celui-ci, on doit la disposer régulièrement avec la sonde canelée et l'on serre.

Doit-on serrer à fond ? Nous verrons les inconvénients qui résultent d'une pression trop modérée : issue des liquides à travers la réunion, sphacèle des tissus par un contact trop prolongé du bouton. Il faut donc serrer, mais quand faut-il s'arrêter ? Murphy a intercalé, comme nous l'avons vu, une bague élastique à son bouton pour régulariser la pression. Chaput prétend qu'il faut serrer les deux pièces d'une façon modérée de crainte de perforation. Quénu, au contraire, après plusieurs essais, voudrait une pression énergique pour éviter tout écoulement septique.

Villard (de Lyon) (1), d'après ses observations et ses expériences sur des chiens, est d'avis qu'il n'y a aucun inconvient à rapprocher fortement les deux pièces du bouton. La séparation de celui-ci d'avec les tuniques, quelle que soit la pression, n'a jamais lieu avant cinq ou six jours. Ce temps est amplement suffisant pour la formation de solides adhérences.

Enfin, pour terminer l'opération, doit-on faire des sutures par-dessus le bouton ? Chaput le conseille, redoutant les perforations qu'il a signalées. Nous ne le croyons pas, car l'anastomose bien faite est très solide à elle seule. Les sutures compliquent cette intervention, qui a comme grand avantage d'être très rapide. Dans notre observation personnelle, où le bouton avait été suffisamment serré, l'on a essayé de faire par-dessus des sutures de Lembert ; mais l'hémorragie, amenée par les piqûres faites sur un intestin congestionné, a obligé à s'arrêter, la maladie a profité du temps gagné, et l'anastomose a cependant très bien tenu.

N'oublions pas un dernier point important : il faut avoir le

(1) Société des sciences médicales de Lyon, 21 nov. 1894.

soin, en remettant l'intestin dans la cavité péritonéale, de débrider fortement l'anneau, de façon à ce qu'il n'y ait pas de tiraillements sur l'anse qui contient le bouton.

---

# CHAPITRE III

---

**Avantages du bouton de Murphy. — Objections qu'on lui a faites.**

Les avantages du bouton de Murphy sont nombreux. Plaçons en première ligne la rapidité avec laquelle il est mis en place. En quelques minutes, la résection est faite, les fils placés et le bouton resserré ; les chirurgiens signalent comme durée de l'opération cinq, six, dix, douze minutes.

Le docteur Bonffleur (de Chicago), quoique n'ayant jamais employé cet instrument, l'a placé en quatre minutes et demie ; il y a loin de ces quelques minutes au temps employé pour une bonne entérorrhaphie.

Et, à cause de cette rapidité même, le collapsus dans lequel se trouve d'ordinaire le malade n'est plus ici une contre-indication ; au contraire, le peu de temps employé permet de recourir à cette méthode sans qu'on s'adresse à l'anus contre nature auparavant, la dernière ressource dans ce cas-là.

L'acte opératoire est facilité avec le bouton. Nous avons déjà signalé la difficulté qu'il y avait à faire des sutures. Celles-ci ne peuvent être bien faites que dans les hôpitaux outillés, par des chirurgiens rompus à cette technique. La gêne opératoire provient surtout de ce qu'on opère sur un corps mou, sans consistance, dont il ne faut traverser avec l'aiguille qu'en partie la paroi. Aussi M. Forgue, à propos de l'observation publiée plus loin, dit : « Un point qui nous a frappé, c'est l'extrême commodité de la suture circulaire que nous avons dû faire par-dessus le bouton de Murphy, servant de tuteur interne. » Il est à la portée de tout le monde de faire une suture en surjet et d'articuler un bouton ; nouvelle raison pour abandonner l'anus artificiel qu'on était obligé de faire autrefois.

L'adossement des séreuses est plus uniformément fait avec avec le bouton, elles sont plus fortement maintenues en contact que dans la suture circulaire, et la tension intestinale a moins de chance de rompre l'anastomose ; la sortie des matières est mieux empêchée, donc point d'infection péritonéale. La réunion des séreuses est mieux assurée aussi, car l'infiltration qui se faisait par les fils tiraillés ou mal placés ne peut se produire ici. Sa désinfection est aussi plus facile que celle des fils, malgré tous les soins d'asepsie.

Confiant en la résistance de l'anastomose, on n'hésitera pas à alimenter rapidement le malade déjà bien affaibli par son étranglement antérieur, tandis que, dans les autres méthodes, l'alimentation doit être plus tardive et très surveillée. On n'a pas non plus à redouter les dangers de l'inanition consécutifs à un anus trop haut placé.

Cette solidité permet encore de donner des lavements et des purgatifs, ainsi qu'on l'a fait pour la malade dont nous publions l'observation et comme le conseille Murphy ; les sutures ne pourraient résister aux débâcles amenées par ceux-ci.

L'hémorragie des bouts sectionnés et souvent congestionnés ne donnera pas d'ennui, car la compression opérée par le bouton l'arrêtera immédiatement.

L'instrumentation n'est pas compliquée : il faut une aiguille quelconque, deux fils de soie et le bouton.

M. Chaput est si bien convaincu de l'utilité d'un appareil remplaçant les sutures, que, malgré les critiques nombreuses faites par lui à l'instrument de Murphy, il vient déjà de proposer deux modèles nouveaux. Nous en parlerons à notre dernier chapitre.

M. Paul Swain, dans *the Lancet* du 20 octobre 1894, publie un cas dans lequel il a enlevé cinq pouces d'intestin, le bouton est sorti le treizième jour, et, à ce propos, il fait l'apologie du bouton de Murphy : « La grande objection, nous dit M. Swain, dans les opérations intestinales, consiste dans la longueur du temps nécessaire, j'ai été étonné de la rapidité avec laquelle l'opération a été faite. » Et plus loin : « Dans toute chirurgie intestinale, le temps est d'une grande importance. Eh bien ! je crois que, d'après le témoignage général, le bouton de Murphy remplit très bien cette exigence. » Et encore : « Je ne dirai pas que le bouton de Murphy (pour employer le cliché habituel) a révolutionné l'approximation intestinale, mais je le considère comme le meilleur moyen mécanique pour la réunion de deux sutures intestinales que nous ayons maintenant.» Enfin : « Je puis certifier que le bouton de Murphy présente beaucoup plus d'avantages que la suture de Lembert », et Murphy nous dit dans le *New-York medical Record*, 1894 : « Lorsque l'opération se fait rapidement, il y a moins de danger du shock, les causes d'infection, de paralysie, d'adhérences augmentant avec la durée des manifestations et l'exposition des intestins. La pression pour l'approximation, faite d'une manière uniforme et continue, donne une plus grande possibilité d'adhésion et une moindre probabilité d'infiltration. »

Les objections faites au bouton de Murphy sont très nombreuses ; s'il en est quelques-unes de justifiées, il en est d'autres qu'il nous sera facile de réfuter.

Wiggin (1) a donné toute une série d'arguments dont nous

(1) *New-York medical Journal*, 1er décembre 1894.

ne retiendrons que les motifs sérieux. Ces arguments sont à peu près les mêmes que ceux de Chaput; nous allons les discuter.

On a accusé le bouton de Murphy de produire une virole cicatricielle rétractile et de préparer ainsi des rétrécissements secondaires de l'intestin. Nous croyons, au contraire, que ce procédé doit exposer, moins que tout autre, aux accidents tardifs de cet ordre. En effet, dans la simple réunion des deux bouts avec adossement des séreuses, le chirurgien est forcé de laisser subsister un bourrelet intérieur formé par les deux parois adossées sur une longueur de plusieurs millimètres. La cicatrisation transforme ce bourrelet en virole fibreuse d'autant plus rétractile qu'elle est plus épaisse. C'est un des avantages du bouton de Murphy de supprimer cette virole, saillante en dedans, puisque les portions d'intestin dont on coiffe les deux cupules sont éliminées et qu'on réalise ainsi l'idéal affrontement des deux bouts de l'intestin par la tranche. M. Villard (de Lyon) a vérifié, en effet, sur des chiens sacrifiés plusieurs mois après réunion intestinale avec le bouton de Murphy, qu'une cicatrice linéaire à peine visible était le seul vestige de l'opération, il n'existait pas de bourrelet intérieur faisant saillie dans le calibre. Quant à la constitution de cette cicatrice, on peut présumer que du tissu fibreux et des vaisseaux entrent seuls dans sa constitution, puisque la réunion est obtenue par l'affrontement des deux séreuses. Quant à la régénération du muscle dans la cicatrice et la restitution des glandes, il va de soi qu'elle ne peut se produire là plus qu'ailleurs. Mais il n'importe, la rétractilité d'une cicatrice est en raison de sa longueur, l'extrême brièveté de celle-ci donne la plus entière sécurité pour l'avenir.

L'occlusion intestinale par le bouton et sa rétention lui ont été vivement reprochées.

L'on introduit dans l'intestin un corps étranger qui peut

être retenu et qui oblige, pour l'enlever, le chirurgien à faire une laparotomie. Cet objet introduit, faisant l'office de corps étranger, peut amener de l'obstruction intestinale. Murphy ré·pond à cet argument en disant que, sur 136 observations publiées, l'on n'a jamais signalé de cas où les symptômes d'obstruction aient été causés par la rétention du bouton, celle-ci n'a été d'ailleurs notée que deux fois. Chaput cite cependant plusieurs cas d'obstruction par le bouton. Il mentionne d'abord un cas de Wiggin (*loc. cit.*) pour une double anastomose dont la malade est morte soixante heures après l'opération. Mais, à l'autopsie, on constata que l'obstruction était causée par une bride étranglant l'intestin au-dessus du bouton. L'examen des intestins montra une toute petite perforation du côté postérieur du grand bouton. Les lignes de réunion sur les deux points du bouton étaient parfaites.

Il cite ensuite le cas de Donald D. Day (1) pour une péritonite suppurée. Ici, il est vrai, il y eut des accidents bénins d'obstruction, et le bouton ne sortit que le soixante-sixième jour, mais le cas était d'une gravité extrême, la vitalité intestinale était très compromise et la péritonite est défavorable pour une réunion satisfaisante des intestins, cependant la malade finit par guérir. Il reste enfin le cas de Villard (*Mercredi médical*, 1895), pour une gastro-entéro-anastomose, la malade meurt d'inanition ; on constate que le bouton est obturé par des pépins de raisin ; l'argument n'est pas, il nous semble, d'une bien grande valeur, car il est très naturel que cette obstruction se soit produite. On n'avait pas, au préalable, fait de lavage de l'estomac. L'objection est de légère importance, elle n'empêchera pas de conclure à la commodité de l'instrument.

Chaput a reproché au bouton d'être trop volumineux et de

(1) *British med. Journal*, 1895.

ne pouvoir être éliminé. Dans une série d'expériences faites par MM. Chaput et Lenoble sur le cadavre, ceux-ci ont trouvé que, sur douze essais, dix fois le gros bouton de 27 mm. (1 pouce) a passé avec la plus grande difficulté dans l'intestin grêle, et que deux fois le passage n'a pu s'effectuer. Dans une deuxième série de vingt-quatre expériences, il y a eu quinze passages faciles, six passages difficiles et trois impossibles. Mais il est permis de faire des réserves sur ces expériences, car la rigidité cadavérique est un facteur qui joue un rôle important dans la migration du bouton, et le résultat que l'on n'a pu obtenir sur le cadavre, les contractions intestinales réussissent très bien à l'amener. Chez certains malades on a pu ne pas constater la sortie du bouton, opérée cependant. Quant à la rétention longue du bouton, elle est due, ainsi que nous l'avons déjà dit, à ce que la pression n'avait pas été assez énergique, le sphacèle des tuniques contenues entre les deux parties du bouton ne s'est produit que lentement, et celles-ci, vivantes encore, ont maintenu le bouton. Quelquefois aussi, le bouton est tombé et il reste dans le rectum, où il faut aller le chercher avec le doigt, mais dans tous ces cas il n'est pas résulté d'accidents.

Ici nous pouvons noter une contre-indication à l'emploi du bouton. C'est la présence chez le malade de lésions antérieures du tube digestif, lésions ayant amené du rétrécissement intestinal, telles que ulcérations tuberculeuses ou syphilitiques cicatrisées, siégeant au-dessous de l'application du bouton.

Enfin, examinons la dernière objection de Chaput, c'est la plus sérieuse, elle s'adresse au sphacèle et aux perforations amenées par le bouton. Il nous fournit seize observations, toutes ayant trait aux lésions amenées sur l'intestin par le bouton de Murphy.

Une grande partie de ces faits s'adresse à des applications faites sur le gros intestin, mais ici les parois des tuniques sont plus épaisses, la collerette formée par la suture en bourse est très volumineuse, l'adossement des séreuses ne se fait pas complètement, et, si la pression n'est pas très énergique, le contenu intestinal filtre à travers les deux parties du bouton.

Dans la plupart des autres cas, la perforation est due à ce que le sphacèle des tissus qui doivent disparaître ne se faisant pas assez vite, le contact irritant de la pièce métallique détermine à la longue des ulcérations qui peuvent amener des perforations au point anastomosé. Quelquefois aussi le bouton peut être mal construit. A l'autopsie d'un chien à qui Murphy (1) avait fait une gastro-entérostomie, on constata que le fabricant, dans le but de le rendre aussi léger que possible, avait tellement aminci le bord d'une de ses cupules, qu'il était coupant et qu'il détermina une section complète de la paroi intestinale. Un bouton identique fut employé chez un autre chien, et on obtint le même résultat.

La perforation peut encore provenir de ce que le bouton n'avait pas été placé sur des tissus sains. Aussi une résection, dépassant de beaucoup les lésions, est absolument nécessaire.

Parmi les insuccès publiés par M. Chaput, pour venir à l'encontre du procédé de Murphy, se trouve l'observation de M. Forgue sur une application du bouton de Murphy. Voici cette observation.

### OBSERVATION II

Un cas d'anus contre nature traité par la résection intestinale et l'application du bouton de Murphy, par M. le professeur FORGUE.

B..., pensionnaire de l'Hôpital Général de Montpellier, est atteint depuis sept mois d'un anus contre nature, de la région inguinale droite, d'origine herniaire. L'anus siège au niveau du cœcum et se

(1) *New-York med. Record*, 1892, p. 671.

complique d'un prolapsus énorme des deux bouts, le tronçon colique
s'éverse en un boudin de 10 à 12 centimètres, le segment grêle fait
issue de 15 centimètres, et, lorsque le malade pousse, tousse ou crie,
le boudin d'invagination atteint 25 à 30 centimètres. Une résection
des bouts prolabés a été suivie de récidive. En dépit des soins les plus
attentifs, la région abdomino-scrotale, souillée et irritée, rougit, s'ex-
corie. La déperdition des forces va croissant depuis trois semaines.
Le malade, qui est un dément, se nourrit peu, maigrit, a pris un teint
cachectique; les parents, qui jusqu'à présent ont refusé une intervention, l'acceptent.

L'opération est pratiquée le 10 février 1895. Je suis assisté de
M. Morer, médecin-major de deuxième classe au 2° génie, et de
M. Trifaut, médecin-major de première classe au 100° de ligne.
Tous les soins d'asepsie préalable ont été pris, de même que toutes
les précautions contre le shock; la salle opératoire est convenablement
chauffée; la poitrine et les membres inférieurs du malade sont enve-
loppés d'ouate. Les deux bouts, après réduction du prolapsus et asep-
tisation complémentaire, sont clos par un tampon de gaze iodoformée
autoclavée. Je mène, perpendiculairement à l'arcade crurale, une
incision de 12 centimètres, qui ouvre prestement la paroi; elle se
continue à son extrémité inférieure, avec une incision circulaire conduite autour de l'anus à un demi-centimètre environ de ses bords.
Cela constitue une sorte de raquette, dont la queue est sur le flanc,
en dehors du bord externe du droit.

Pendant que des compresses ferment en haut la cavité abdominale,
je procède à la dissection rapide des deux bouts; mon index gauche,
coiffé d'une épaisse compresse stérile, est engagé successivement dans
chacun d'eux; cette manœuvre guide et facilite singulièrement leur
dégagement, à coups de bistouri. A mesure que progresse leur libé-
ration, des compresses les cornent et protègent le péritoine. Les voici
dégagés et isolés, côte à côte, sur une lit de compresses; il sont épais-
sis considérablement, surtout le bout colique, qui mesure près de 1 à
2 centimètres d'épaisseur. Je résèque sur chacun d'eux une tranche de
2 centimètres de largeur environ; j'excise la portion mésentérique
correspondante, forcipresse et lie les vaisseaux qui donnent. Deux
pinces souples de Chaput, placées à 8 centimètres de la section, font la
coprostase; un jet de solution physiologique de chlorure de sodium
chaude passe dans chacun des bouts; de petits tampons montés en es-
suient la paroi interne. Tout est prêt pour la réunion; cette entérec-

tomie a été menée très promptement et n'a pas demandé en tout plus de vingt minutes.

C'est à partir de ce moment que commencent les difficultés et les lenteurs. J'ai fait le projet d'employer le bouton de Murphy à la réunion circulaire des deux bouts : j'y ai été décidé par les excellents résultats que j'en ai obtenus dans mes recherches expérimentales. La technique m'en est familière, et mes aides — d'adroite assistance — en connaissent bien les détails. Il me semblait donc que tout marcherait promptement et simplement. Suivant la règle, je place sur chaque bout une suture en bourse, que j'ai le soin de rapprocher le plus près possible du bout libre ; car je suis frappé de l'épaisseur de l'intestin, travaillé par l'inflammation chronique, et je cherche à obtenir la plus mince collerette possible. Précaution impuissante ; quand, sur chaque demi-bouton, l'intestin est froncé et fixé par les points en bourse, chacune des tiges creuses est débordée par la collerette, et il est impossible de procéder à leur emboitement.

Je change de procédé. Je laisse sur le demi-bouton femelle le bout colique, plus large et de froncement plus difficile, ramassé par la suture en bourse. Je sectionne les points qui froncent le bout grêle sur le demi-bouton mâle ; je dégage ce dernier et l'introduis dans le bouton femelle, au premier cran, me contentant d'amorcer la pénétration. Aidé de M. Trifaut, je tente alors d'insinuer, avec des pinces fines et le bout de la sonde cannelée, la tranche du bout grêle dans la rainure étroite qui sépare les deux moitiés du bouton, de façon à l'opposer méthodiquement par sa face séreuse à la collerette du bout colique. L'épaisseur de l'intestin me gêne encore dans cette manœuvre : je procède à une abrasion de la muqueuse, sur une hauteur d'un centimètre environ ; j'amincis ainsi le bout, mais perds quelque temps à l'hémostase.

Au moment où je crois cette insinuation parfaite, sur toute la circonférence, je serre à fond.... et constate que, sur trois points, la manchette du bout grêle est sortie de la rainure, et que l'application est très incomplète ; j'essaie alors de dévisser le bouton pour réitérer l'application : il a été hermétiquement serré ; il m'est impossible à travers la paroi intestinale — et sans exercer sur cette paroi une pression dangereuse à sa vitalité – de faire jouer le pas de vis ; le bouton roule en totalité.

D'un autre côté, le malade présente des signes de shock : nous avons perdu trente-cinq minutes à ces essais, et il s'agit d'un patient

sans résistance, dont le cœur faiblit d'une façon inquiétante. Je me
décide alors à faire une suture circulaire des deux bouts sur le bouton
laissé en place ; la chose est facile et lestement menée. En moins d'un
quart d'heure, j'ai fait une entérorraphie parfaite, suturé la paroi,
pansé le malade. Mais ce dernier ne se relève point du choc opératoire : il meurt dans la nuit, au milieu d'un collapsus, dont ne le
peuvent point tirer les transfusions de sérum artificiel.

Remarquons d'abord que le malade est mort en somme de
shock et non pas des suites de l'application ; le bouton n'a
pas rempli le rôle qu'on lui demandait ; mais, ainsi que le dit
M. Forgue: « Une difficulté plus gênante, et notre observation le prouve, résulte de l'épaississement des parois intestinales dans le cas d'un vieil anus contre nature irrité et travaillé par la phlegmasie chronique. »

Une remarque à faire cependant et qui ressort de l'observation précédente, c'est que le bouton une fois placé, et dans
ce cas mal placé, n'a pu être enlevé. M. Forgue a été obligé
de faire par-dessus, des sutures de Lembert. Il ne le regrette
pas d'ailleurs, car le bouton lui a été pour cela d'une extrême
commodité.

On pourrait cependant libérer le bouton avec deux coups de
ciseaux et le replacer à nouveau; ce n'était pas ici le cas, mais
il vaudrait mieux essayer ce moyen, si l'adossement des séreuses n'était pas parfait, plutôt que de s'efforcer à le dévisser,
chose absolument impossible.

# CHAPITRE IV

## Modifications apportées au bouton de Murphy

Le bouton de Murphy a cependant certains défauts que plusieurs chirurgiens ont cherché à supprimer.

Quels sont les reproches à faire au bouton :

1. Le diamètre antérieur est trop petit par rapport au diamètre extérieur; en l'augmentant, on diminuerait ainsi les accidents d'obstruction que l'on a signalés.

2° Les ouvertures faites sur le rebord du bouton ne sont pas assez larges pour permettre un drainage rapide.

3° La bague mobile est une complication rendant l'instrument plus délicat et qui n'est pas d'une utilité démontrée; elle semblerait même donner lieu aux perforations signalées plus haut, par suite d'un serrage peu énergique des tuniques.

4° Un des grands défauts de l'instrument est qu'on ne peut que difficilement l'enlever après qu'il a été serré.

5° Le rebord destiné à recevoir les séreuses n'est quelquefois pas assez large quand la collerette formée par la suture en bourse est très épaissie.

6° Les bords de l'instrument, s'il n'est pas fait par un fabricant habile, peuvent être tranchants et provoquer des perforations.

7° Les crochets, dans le bouton de Murphy, ne sont pas d'une extrême solidité et peuvent se dessouder si on met celui-ci à l'étuve.

Le bouton idéal serait donc celui qui réunirait à lui seul

tous ces avantages, on pourrait lui souhaiter en dernier lieu de se résorber, la réunion idéale une fois faite.

Passons en revue les transformations que les chirurgiens lui ont fait subir.

Le Dʳ Villard (de Lyon) a heureusement modifié le bouton de Murphy.

Ces modifications consistent dans l'agrandissement de la lumière centrale, tandis que le diamètre total est diminué. Le cylindre mâle est remplacé par quatre languettes faisant ressort et intimement liées à la cupule. Les ouvertures secondaires sont latérales et très agrandies ; elles sont disposées de telle sorte que le bouton permet l'évacuation des matières, dans quelque position qu'il se mette.

La bague mobile est supprimée, nous en avons donné les raisons.

Tel qu'il est, ce bouton ne supprime pas tous les inconvénients que nous avons signalés. Ce bouton, comme celui de Murphy, une fois placé ne peut être rapidement enlevé. Le rebord destiné à recevoir les séreuses n'a pas été élargi ; on est ici limité, il est vrai, par le cylindre interne qu'il faut laisser le plus large possible.

Toutefois ce bouton a rendu de grands services à son inventeur, et c'est le seul instrument modifié qui en France ait à son actif d'aussi beaux résultats ; les cinq observations de M. Villard, que nous publions, signalent l'emploi du bouton. On l'a employé aussi avec succès pour des gastro-entéro-anastomoses et pour d'autres opérations.

M. Chaput vient lui aussi de publier un nouveau modèle. Nous en donnons la description sommaire.

Ce nouveau bouton est composé d'une plaque elliptique en étain dont le centre présente une ouverture de 5 millimètres de large sur 30 de long. Vue de profil, cette plaque présente sur son pourtour une gouttière profonde de 7 millim. et large de dix, les bords de la gouttière présentent des encoches qui la divisent en plusieurs parties indépendantes, de façon à ce qu'elles puissent être plus facilement serrées. Les deux sutures en surjet sont serrées dans le fond de la gouttière, un bord de celle-ci se trouve par conséquent placé dans chaque bout sectionné de l'intestin ; l'affrontement séro-séreux se fait en serrant les deux bords de la gouttière l'un contre l'autre à travers la paroi de l'intestin.

Cette plaque est surtout destinée à l'entéro-anastomose, mais elle peut cependant être employée dans la réunion bout à bout. Cet instrument donne absolument l'idée des deux plaques de Senn mises en place et dont le serrage, au lieu d'être fait par des fils, est obtenu par une pression métallique.

Nous ne savons pas si les inconvénients reprochés aux plaques de Senn ne se retrouveront pas ici, nous voulons parler surtout de la sténose consécutive. De plus, le serrage des bords de la gouttière fait avec les doigts peut contusionner les tuniques, et l'on n'est pas bien sûr ensuite de répartir la pression de tous les côtés.

Chaput a employé trois fois avec succès son bouton, mais il nous semble un peu hasardé malgré tout de poser des conclusions aussi nettes. Il faudrait, il nous semble, avoir un plus grand nombre d'observations pour juger de cet instrument. Voici les conclusions de Chaput :

« 1° Opération plus rapide, puisqu'on ne fait qu'un surjet au lieu de deux ;

2° Mon gros bouton a une circonférence plus petite que le petit bouton de Murphy, il a un orifice plus grand que le gros bouton de Murphy ;

3° Mon gros bouton ne sphacèle pas l'intestin comme le bouton de Murphy, il est donc moins dangereux ;

4° Mon bouton peut toujours être appliqué dans de bonnes conditions, quelle que soit l'épaisseur des parois stomacales

ou intestinales. On sait qu'il n'en est pas de même pour le
bouton de Murphy ;

5° Tandis que le bouton de Murphy ne peut pas être des-
serré, le mien peut l'être facilement avec le pavillon d'une
sonde canelée ;

6° Mon bouton est très simple, il ne comporte pas de mé-
canisme délicat ou compli ,ué, il ne peut se fausser comme
celui de Murphy. »

Terrier et Guinard ont proposé aussi un bouton dont nous
n'avons pu trouver la description.

Duplay et Cazin ont aussi proposé un bouton. Il se compose
de deux cylindres creux emboités l'un dans l'autre et séparés
par un intervalle de 2 millimètres. Ses dimensions sont de
18 millimètres pour le diamètre intérieur et de 22 millimètres
pour le diamètre extérieur. Le cylindre extérieur offre en son
milieu une rainure circulaire de 2 millimètres de profondeur,
sur laquelle sont percés, aux deux extrémités d'un même diamètre, deux orifices dans lesquels s'engage le fil de soie double
destiné à la ligature, et qui enlace complètement le cylindre
interne placé entre les deux fils dédoublés. Le fil chemine donc
dans l'intervalle ménagé entre les deux cylindres.

L'appareil est préparé à l'avance, le fil double entoure les
deux côtés du cylindre interne, et, à chaque extrémité du fil
double noué, on place une aiguille, on enfonce le cylindre dans
un des bouts de l'intestin sectionné et l'on fait traverser le fil
de l'intérieur à l'extérieur avec chaque aiguille, une pour le
bout mésentérique, l'autre du côté opposé.

On opère de la même façon sur l'autre partie de l'intestin
sectionné et avec le même fil. A ce moment-là, les deux sections intestinales sont appliquées l'une contre l'autre, il ne
reste plus qu'à sectionner chaque bout du fil double. Les deux
fils mésentériques dédoublés vont s'attacher chacun avec un

des fils du côté opposé, pour faire une suture circulaire embrassant à la fois l'intestin engainé et engainant.

Il n'est guère possible d'apprécier la valeur d'un instrument qui n'a pas fait encore ses preuves chez l'homme. Il a cependant donné des résultats sur des chiens.

Nous nous demandons si le fil de soie serré sur les tuniques intestinales ne pourra pas arriver à les sectionner avant la formation d'adhérences parfaites.

Nous pensons aussi que la forme cylindrique n'est pas favorable, il faut un instrument dont tous les diamètres soient à peu près égaux, de façon à ce qu'il puisse changer de place sans danger pour l'intestin. Un instrument cylindrique comme celui qu'indique M. Duplay risquerait d'être retenu par quelque diverticule intestinal et créer alors une perforation.

## CHAPITRE V

### Statistiques et Observations

Ces statistiques ne sont pas encore bien nombreuses, et tous les cas publiés en Amérique n'ont pas été rassemblés. Cependant Murphy publie, en février 1895, dans le *Chicago clinical Review*, la statistique suivante. Nous n'en citerons que les cas d'entéro-entéro-anastomose :

1° Obstruction intestinale : 14 cas, 1 mort. Ce décès est celui d'un enfant épuisé au moment de l'opération.

2° Hernie étranglée : 12 opérations, 2 morts.

Le premier malade qui est cité dans notre tableau est mort de péritonite généralisée.

Le second présentait des symptômes très graves au moment de l'opération.

3° Fistules intestinales : 9 opérations et 9 guérisons. Dans ces cas, on a fait la résection avec anastomose bout à bout.

Nous avons un total de 41 résections pour lésions non cancéreuses avec 3 morts seulement ; en y ajoutant les 7 cas de Price (de Philadelphie), on obtient 48 cas avec 4 morts.

Dans une seconde statistique, publiée par Murphy et parue dans le *Medical News*, 10 novembre 1895, nous constatons les résultats suivants :

Appliqué aux résections pour affections non malignes de l'intestin, le bouton anastomotique donne 66 cas avec 7 morts, soit 10 pour 100. Dans les résections comprenant à la fois le gros et le petit intestin pour gangrène, la mortalité est de 24 pour 100 ; elle est encore assez élevée dans la résection pour la cure des fistules stercorales 20 pour 100, la péritonite causant souvent le décès.

Nous avons fait de notre côté un tableau des observations américaines que nous avons pu recueillir. Nous n'avons pris que les cas de hernie étranglée. Nous avons 16 malades avec 1 décès ; dans les observations que nous publions, nous obtenons 12 cas avec 2 décès. On pourrait, il est vrai, éliminer l'observation de M. le professeur Forgue, où le bouton n'a joué qu'une rôle accessoire.

Le second décès provient de l'état absolument grave dans lequel se trouvait le malade au moment de l'opération.

Nous pourrions ajouter, pour être complet, une entérectomie pour hernie gangrenée, faite par M. Nové Josserand, en employant le bouton de Villard ; il a obtenu dans ce cas un excellent résultat. Nous n'avons pu, à notre grand regret, nous procurer cette observation.

L'on ne pourra nier que ces statistiques portant déjà sur un assez grand nombre de cas ne soient absolument en faveur de la méthode de Murphy, aussi sa cause commence à être gagnée.

# ENTÉRO-ENTÉROSTOMIE

| N° | DATES | PUBLICATION | CHIRURGIENS | DIAGNOSTIC | OPÉRATION | MÉTHODE | RÉSULTATS | REMARQUES |
|---|---|---|---|---|---|---|---|---|
| 1 | 8 déc. 92 | Report of cases | Valker | Etranglement herniaire | Résection intestinale. | Murphy | Guérison | |
| 2 | 3 avril 93 | New-York med. Record, 2 juin 94 | E Willis Andrews | Hernie crurale sphacélée. | — | — | — | Revue le 21 nov. 93 excellente santé. |
| 3 | 5 juin 93 | ............... | Murphy | Etranglement intestinal | — | — | — | Temps de l'opération 5 min. 30. |
| 4 | 20 juil. 93 | ............... | Murphy | Hernie ombilicale gangrenée, péritonite. | — | — | Mort | Par péritonite existant avant l'opération |
| 5 | juillet 93 | ............... | Maccall-Lapeer | Gangrène herniaire. | — | — | Guérison | Bouton évacué le 7e jour. |
| 6 | 11 oct. 93 | Medical Record. | Royer Memphis | Hernie inguinale étranglée. | — | — | — | Résection de 10 cent. d'intestin. — Le bouton sort le 7e jour. |
| 7 | 12 nov. 93 | ............... | Bonfleur | Hernie crurale. | — | — | — | Temps 4 min. 30. |
| 8 | 16 nov. 93 | ............... | Rogers | Hernie inguinale gangrenée. | — | — | — | |
| 9 | 12 déc. 93 | ............... | Burny et Murphy | Anus C. N. d'origine herniaire. | Rapprochement bout à bout. | — | — | Temps 5 min. 30 bouton évacué 9 jours après. |
| 10 | 14 mai 94 | ............... | G. Shrady | Fistule stercorale d'origine herniaire. | — | — | — | |
| 11 | 13 juin 94 | N.-Y. med. Journ. | Themones | Hernie étranglée. | Résection intestinale. | — | — | Bouton expulsé au 18e jour. |
| 12 | 21 juin 94 | — | Cochems F. W. | Hernie étranglée. | — | — | — | Résection de 26 pouces, le bouton sort 180 heures après l'opération. |
| 13 | 15 juin 94 | — | Mc Callun I. L. | Etranglement de l'iléon | — | — | — | Résection de 12 pouces de l'iléon. |
| 14 | 7 avril 94 | New-York med. Journal, sept. 94 | Dr Dennis | Hernie étranglée. | — | — | — | Le bouton sort le 22e jour. Plaie suppure fistule stercorale fermée le 27e jour. |
| 15 | juin 94 | — | Murphy | Fistule stercorale. | — | — | — | Résection de 25 pouces du petit intestin. |
| 16 | 18 août 94 | — | Silver H. M. | Hernie étranglée. | — | — | — | Résection de 3 pouces d'intestin. Le bouton sort le 8e jour. |

## OBSERVATION III

(Publiée par M. le Dr VILLARD, dans la *Gazette hebdomadaire de médecine et de chirurgie*, mars 1895.)

Hernie gangrenée.— Résection intestinale. — Emploi du bouton anastomotique.
Guérison.

X....., âgée de cinquante-six ans, entre à l'hôpital de la Croix-
Rousse, dans le service de M. le professeur Vallas, chirurgien-major
de l'Hôtel-Dieu de Lyon, le 10 janvier 1895.

Elle est atteinte d'une hernie crurale gauche du volume d'un œuf de
poule, présentant tous les caractères d'un étranglement vrai. L'état
général est très grave.

En l'absence de M. le professeur Vallas, M. Villard, appelé d'urgence auprès de cette malade, se décide à la kélotomie qui est pratiquée à sept heures du soir.

OPÉRATION. — Anesthésie à l'éther. Précautions antiseptiques ordi-
naires. L'incision des parties molles ne présente rien de particulier.
A l'ouverture du sac, épanchement hématique de coloration douteuse,
laissant percevoir une odeur putride spéciale manifeste. L'anse intestinale étranglée offre une coloration feuille-morte typique ; il n'y
a pas cependant de perforation manifeste.

Après débridement de l'anneau, on constate que le maximum des
lésions porte sur la convexité de l'anse, plutôt qu'au niveau du
sillon.

La paroi intestinale est très amincie, flasque, en imminence de perforation.

La création d'un anus contre nature ou une résection intestinale
s'imposent.

Malgré l'état général sérieux de la malade, M. Villard se décide, vu
la possibilité de pratiquer rapidement la résection de l'anse gangrenée
au moyen du bouton anastomotique, à cette dernière intervention.

L'anse intestinale étant largement attirée au dehors, après avoir fait
refluer les matières dans un des bouts par des pressions méthodiques,
un aide comprime l'intestin entre deux de ses doigts, et il fait en plein
tissu sain une section transversale, au-dessus du point gangrené.

Rapidement, au moyen d'une aiguille à main, on passe, sur tout le pourtour de la tranche de section, un fin fil de soie faufilé en surjet. Une des branches du bouton anastomotique étant introduite ensuite dans la lumière intestinale, on serre le fil en surjet, fixant ainsi d'une manière définitive la pièce métallique. On fait des manœuvres identiques sur le bout inférieur. Après la ligature du coin mésentérique, on pratique l'ablation de l'anse gangrenée, et l'articulation des deux moitiés du bouton anastomotique ne présente aucune difficulté. L'adossement des séreuses est parfait sur tout le pourtour. Pas d'hémorragie. On voit les matières passer librement du bout supérieur dans le bout inférieur. Lavage à l'eau bouillie du sac et de l'anse anastomosée, qu'on rentre ensuite dans l'abdomen ; cette réintégration demande un débridement assez large de l'anneau, le diamètre du bouton employé dans ce cas étant de 23 millimètres.

Ligature et extirpation du sac. Sutures cutanées. Pansement.

11 janvier 1895. — Nuit très bonne ; les vomissements ont complètement cessé. Etat général bien meilleur. La malade ne présente pas de choc. Pas de selles, mais émissions abondantes de gaz. Pas de douleur dans l'abdomen. Température rectale : 37°1.

12. — Persistance d'un bon état général. Pas de ballonnement du ventre. Une petite selle. Température rectale : 38°8.

13. — La malade commence à s'alimenter un peu ; toujours bon état général.

18. — Etat général parfait. Cicatrisation de la plaie cutanée ; quelques selles.

20. — La malade éprouve quelques malaises, quelques nausées ; constipation ; symptômes vagues d'obstruction intestinale ; mouvement fébrile léger : 38°5. Sans doute, l'élimination du bouton est en train de se faire, et explique ces symptômes.

23. — Les phénomènes d'obstruction intestinale, plus accentués hier, tendent à disparaître. Un purgatif huileux a été donné ; il a produit plusieurs selles.

24. — La malade a éliminé son bouton anastomotique. État général excellent.

1er février. — La malade va aussi bien que possible. Appétit normal ; elle va quitter l'hôpital.

## OBSERVATION IV

(Publiée par VILLARD)

Hernie crurale gangrenée. — Résection intestinale, suivie d'entéro-anastomose
par le bouton métallique de Villard. — Guérison.

B... (Virginie), cinquante ans, ménagère. Elle est amenée à l'Hôtel-
Dieu de Lyon, le 27 juin 1895, à dix heures du soir, dans la salle
Sainte-Anne (clinique de M. le professeur Poncet).

La malade présente des accidents manifestes d'étranglement herniaire remontant à trente-six heures seulement. Elle est porteur depuis six mois d'une petite hernie crurale gauche à laquelle elle n'at-
tachait aucune importance, n'en étant pas incommodée.

Pourtant, à plusieurs reprises, elle eut des vomissements dont elle
ne pouvait préciser la cause; ils étaient très probablement en rapport avec une circulation défectueuse du contenu intestinal au niveau
de l'anse herniée.

La veille de son entrée à l'Hôtel-Dieu, cette femme fut prise de
vomissements, de douleurs très vives du côté de sa hernie, d'un arrêt
complet des matières et des gaz.

A son entrée, la malade présente tous les signes classiques de
l'étranglement herniaire : vomissements fécaloïdes, ballonnement du
ventre, aucune émission gazeuse. Du côté du triangle de Scarpa,
petite tumeur marronée, douloureuse, irréductible, mate, avec pro-
longement profond du côté de l'anneau crural. La kélotomie immédiate s'imposait, M. Villard la pratiqua d'urgence.

OPÉRATION. — Anesthésie à l'éther.

Incision des téguments au niveau de la tumeur herniaire. Dissection
et isolement du sac.

A l'ouverture de celui-ci, écoulement d'une faible quantité d'un liquide séro-sanguinolent, qui permet de voir une petite anse d'intestin grêle très fortement serrée, mais ne paraissant pas atteinte de
sphacèle.

Pas d'épiploon.

L'anse intestinale est fortement serrée par le ligament de Gimbernat.

Après débridement à ce niveau, l'intestin, tiré au dehors, montre au
niveau du collet une ulcération comprenant plus de la moitié de la

circonférence du conduit digestif et en imminence absolue de perforation. L'étendue des lésions, la présence de tissus voisins de mauvaise nature faisant rejeter la possibilité d'une suture latérale, M. Villard se décide à faire une résection de l'anse intestinale gangrenée, en utilisant le bouton anastomotique construit d'après ses données.

L'anse intestinale est fortement attirée au dehors et lavée. Le coin mésentérique, répondant à la partie qui doit être réséquée, est enserré dans une solide ligature au catgut. Un aide fait refluer les matières dans le bout supérieur ; puis, après avoir solidement saisi l'intestin entre deux doigts, celui-ci est sectionné. Manœuvres identiques sur le bout inférieur.

Les doigts de l'aide faisant office de pinces à pression continue et s'opposant à l'issue des matières stercorales, on fixe successivement sur chaque bout chaque moitié du bouton anastomotique au moyen d'une suture en bourse. Celui-ci est ensuite articulé, et l'on peut constater l'adossement parfait des surfaces séreuses. Sous les yeux des assistants, passent très facilement les matières intestinales du bout supérieur dans le bout inférieur.

On procède alors à la réduction de l'anse dans l'abdomen. Il est nécessaire, pour cela, de débrider fortement en haut et en dedans, en entamant les fibres internes de l'arcade de Fallope.

Diamètre du bouton employé : 23$^{mm}$. Ligature et incision du sac ; suture.

L'opération totale a duré trente minutes. Ce qui a prolongé la durée, ce furent les préparatifs nécessaires à la désinfection du bouton, le début rapproché des accidents n'ayant pu faire soupçonner une gangrène de l'anse herniée.

22 juin 1895. — Etat général parfait. Cette nuit et ce matin, émission de gaz par l'anus. Disparition absolue des vomissements. La malade se trouve très bien. Température rectale : 37°8.

25. — Etat général toujours excellent. Nouvelles évacuations gazeuses. Ce matin, une selle abondante. Température rectale : 37°5.

27. — Nouvelle selle. Imprudence de manger des aliments solides. Température rectale : 37°5.

29. — Un peu d'élévation de la température. Température rectale : 38°8. Elle est très probablement en rapport avec le début de la migration du bouton. Etat général pourtant très bon. Une nouvelle selle très abondante.

1ᵉʳ juillet. — Expulsion ce matin du bouton. Son passage a été révélé seulement par le bruit spécial qu'a fait la pièce métallique en tombant dans le vase. Température rectale : 37°4.

3. — La plaie opératoire est cicatrisée à peu près complètement. La malade a repris son alimentation normale.

M. Villard la présente, à cette date, à la Société des sciences médicales de Lyon, onze jours après l'intervention. Elle peut être considérée comme complètement guérie.

15. — La malade est revue en parfaite santé.


### OBSERVATION V

#### (Publiée par VILLARD)

Hernie crurale étranglée. — Accidents très graves d'étranglement. — Résection intestinale ; emploi du bouton anastomotique. — Guérison.

F... (Caroline), quarante-deux ans, tisseuse, entre à l'Hôtel-Dieu de Lyon, le 20 août 1895.

Accidents d'étranglement herniaire remontant à trois jours. Cette femme était porteur, depuis sept ans, d'une hernie crurale droite ; depuis cinq ans, elle en avait vu venir une deuxième à gauche. Constipation habituelle.

A son entrée, la malade présente tous les signes d'un étranglement vrai ; arrêt des selles et des gaz ; vomissements fécaloïdes. Abdomen météorisé. Hernie crurale gauche indurée, irréductible, tendue, douloureuse. Un peu d'œdème et de rougeur de la peau à ce niveau. Rien du côté de la hernie crurale droite.

État général excessivement grave. Faciès grippé. Pouls imperceptible à la radiale. Refroidissement des extrémités. Voix éteinte. Langue rôtie.

Une intervention rapide s'impose, malgré le peu de chances de survie. Pensant à une gangrène de l'intestin, M. le Dʳ Villard fait tout préparer d'avance pour pratiquer une résection et appliquer le bouton anastomotique.

OPÉRATION. — Pas d'anesthésie, vu l'affaiblissement extrême de la malade. Incision rapide des téguments.

Ouverture du sac d'où s'écoule un liquide à odeur infecte. Lavage. Débridement de l'anneau.

L'anse intestinale étranglée étant attirée au dehors, on constate qu'elle est sphacélée sur toute son étendue avec plusieurs perforations. Rapidement, on lie le mésentère, on resèque l'anse gangrenée en en dépassant largement les limites ; on place le bouton anastomotique ; on l'articule et on réintègre le tout dans l'abdomen. Le sac est lié et réséqué. Un pansement à la gaze iodoformée est appliqué sur la plaie au niveau de laquelle M. Villard ne fait aucune suture pour ne pas prolonger le traumatisme opératoire.

Durée totale de l'opération, quatorze minutes.

La malade est transportée dans son lit dans un état excessivement grave. On lui fait plusieurs injections sous-cutanées de caféine.

21 août 1895. — État général meilleur. Le pouls s'est remonté. Facies moins mauvais. Vomissements tout à fait disparus. Ce matin, émission de gaz en petite quantité.

Température rectale : matin, 38°4 ; soir, 39°.

22. — L'amélioration continue. Température rectale : 38°.

25. — La malade a eu une selle. Gaz régulièrement tous les jours. La langue s'est dépouillée. L'appétit commence à se faire sentir. Disparition des douleurs abdominales. La guérison paraît dès ce moment certaine.

29. — Nouvelle selle. État général très bon. L'alimentation est commencée avec des liquides. Les forces reviennent rapidement.

4 septembre. — La malade est allée deux fois à la selle, mais avec lavements.

La température est tout à fait normale depuis plusieurs jours.

9. — Les selles continuent à être régulières. Mais, comme la malade se lève et est d'une grande indocilité, elle néglige d'aller à la garde-robe dans le vase qu'on lui donne afin de ne pas laisser inaperçue la sortie du bouton anastomotique.

Celui-ci, de ce fait, n'a pas été retrouvé.

19. — Sortie de l'hôpital. Vie normale reprise et état de santé parfait.

L'élimination du bouton a, dans le cas présent, eu lieu, mais a passé inaperçue.

## OBSERVATION VI

(Publiée par M. le Dr VILLARD)

Hernie gangrenée. — Résection intestinale. — Application du bouton
anastomotique. — Guérison.

D... (Louise), soixante-six ans, ménagère. Entrée à l'Hôtel-Dieu
de Lyon, le 23 août 1895, pour des accidents d'étranglement herniaire
ayant débuté il y a seulement deux jours.

La malade est porteur d'une double hernie crurale.

La première existe à droite depuis quatre ans.

La malade ne se serait aperçue de la seconde que depuis les accidents d'étranglement.

A son entrée, elle présente tous les symptômes de l'étranglement
herniaire : vomissements successivement alimentaires, bilieux, fécaloïdes. Arrêt complet des gaz et des matières. Hernie crurale marronée,
dure, irréductible et douloureuse à gauche.

État général mauvais : langue sèche, facies altéré.

M. Villard se décide à la kélotomie, qui est pratiquée d'urgence à
six heures du soir.

OPÉRATION. — Anesthésie à l'éther.

Incision des parties molles, isolement et ouverture du sac. On trouve
aussitôt une petite anse intestinale très fortement étranglée et ayant
tous les signes caractéristiques du sphacèle ; plaques feuille-morte,
par ois intestinales considérablement amincies et affaissées.

L'anus contre nature ou la résection intestinale s'imposent. M. Villard a recours à cette dernière en utilisant son bouton anastomotique.

N'ayant pas prévu la possibilité du sphacèle intestinal, un temps
assez long est perdu pour la préparation et la stérilisation de la pièce
métallique.

Pendant ce temps, on pratique le débridement de l'anneau et on
attire largement au dehors l'anse d'intestin grêle.

Rapidement, le mésentère est ligaturé, les deux moitiés du bouton
sont fixées sur chaque bout de l'intestin et articulées.

Après débridement de l'anneau par section des fibres internes de
l'arcade de Fallope, l'intestin est lavé à l'eau bouillie et rentré dans
l'abdomen.

Extirpation du sac. Plan de suture profond dans les parties molles. Sutures superficielles de la peau.

Durée de l'intervention : demi-heure, à cause du retard apporté pour la préparation du bouton.

24 août. — Plus de vomissements, ni même de nausées.

La langue, très sale, est pourtant un peu humide. Soif vive. Etat général relevé. Quelques gaz pendant la nuit. Pas de douleurs abdominales. Température rectale : 38°5.

26. — L'état général s'améliore de plus en plus.

La langue est propre, humide, normale. Emission de gaz régulièrement tous les jours, mais pas encore de selles.

La malade se trouve très bien et ne se plaint nullement. La température est redescendue à la normale.

29. — Etat général excellent. On commence l'alimentation avec des liquides. Toujours pas de selles.

2 septembre. — La malade a été hier à la selle, très abondamment, mais par le fait d'un lavement. Appétit revenu.

4. — Nouveau lavement. Selle abondante. Etat général excellent.

6. — Quelques coliques dans la nuit. Un lavement amène une selle et provoque l'expulsion du bouton anastomotique.

12. — Sortie de l'Hôtel-Dieu. Etat général parfait.

## OBSERVATION VII

(Non publiée et résumée par M. le docteur VILLARD, dans la *Province médicale*, 1896.)

Hernie crurale gangrenée. — Bouton de Villard. — Guérison

Malade âgée de soixante ans, atteinte de hernie crurale étranglée depuis trois jours.

Arrêt des matières et des gaz.

Après ouverture du sac et débridement de l'anneau crural qui, par le ligament de Gimbernat, était la cause de l'étranglement, on reconnut que l'anse herniée était à peu près complètement sectionnée au niveau du collet. L'entérectomie fut pratiquée immédiatement, et suivie de l'application du bouton modifié par Villard. Les suites furent remarquablement simples. Emissions gazeuses par l'anus, pendant la nuit qui suivit l'intervention. Selle au quatrième jour. Rétablissement rapide de l'état général et des fonctions digestives.


## OBSERVATION VIII

(Publiée par M. le docteur Nové Josserand, chirurgien des hôpitaux de Lyon)

Hernie crurale étranglée depuis cinquante-quatre heures. — Gangrenée sur une étendue de 5 centimètres. — Entérectomie. — Anastomose avec le bouton de Murphy. — Guérison.

G... (Marie), cinquante-six ans, blanchisseuse, née à St-Féraud (Saône-et-Loire).

Entrée le 11 septembre 1895, à la salle St-Anne (clinique de M. le professeur Poncet).

*Antécédents personnels.* — Toujours bonne santé.

Hernie depuis six ans. Son apparition n'aurait pas été marquée par des troubles bien nets; c'est même par hasard qu'elle se serait aperçue de la hernie.

Elle porta un bandage, mais pas d'une façon constante; elle l'enlevait de temps à autre.

Parfois, à la suite de travaux pénibles, la malade ressentait dans la région herniaire une violente douleur qu'elle faisait cesser par le décubitus dorsal et par la compression au moyen de son bandage.

En même temps que la douleur, survenaient quelques vomissements purement alimentaires.

Le 9 septembre, la malade, qui n'avait pas son bandage, portait un lourd panier. Elle ressentit brusquement une terrible douleur qui la força à s'asseoir à terre; on dut la transporter chez elle. Ces douleurs, d'abord localisées au niveau de la région herniaire, se généralisèrent bientôt à tout l'abdomen. En même temps se produisaient des vomissements d'abord alimentaires, puis bilieux.

Aucune émission de gaz ou de matières par l'anus.

A l'entrée : la malade entre à l'hôpital cinquante-cinq heures après le début des accidents d'étranglement.

Douleurs généralisées à tout l'abdomen. Facies grippé. Vomissements fécaloïdes, météorisme abdominal.

Signes physiques d'une hernie crurale du volume d'une petite mandarine, irréductible, dure, tendue, mate à la percussion. Il y a eu, dit-on, des tentatives de taxis.

5

OPÉRATION. — Faite par M. le docteur Nové Josserand, chirurgien des hôpitaux, le soir même de l'entrée de la malade.

Incision de la région herniaire. Le sac est adhérent aux organes qu'il renferme ; il est épais, difficile à distinguer d'une épiplocèle. A sa face interne sont appendus deux ou trois petits polypes graisseux, du volume d'une noisette.

Le sac ouvert, on arrive sur l'intestin gangrené, sur une longueur de 5 centimètres environ. M. Nové Josserand se décide à pratiquer de suite l'entérectomie. Il fait la ligature du mésentère au ras de l'intestin par des fils en chaîne. Il éprouve quelques difficultés par suite de l'insuffisance du débridement de l'anneau : le mésentère a de la tendance à se déchirer.

Après résection de l'intestin, le bouton de Murphy est mis en place de la façon ordinaire. On fait deux points de suture complémentaires sur un point où la muqueuse fait hernie.

Pour réduire, il est nécessaire de débrider largement sur l'anneau et non sur le collet, avec des ciseaux courbes fermés et en dilacérant.

Ligature du pédicule et excision du sac. Pas de suture des piliers. Suture métallique cutanée.

Pansement. L'opération a duré en tout vingt-cinq minutes.

12 septembre.— La malade se plaint d'avoir souffert toute la nuit. La température est, ce matin, 38°7. Le soir du même jour, 39°1.

13. — Température du matin, 38°.

La malade a eu hier soir des coliques intenses, et a accusé de faux besoins d'aller à la selle. Elle a eu des vomissements très liquides, verdâtres.

A la suite d'une injection de morphine, elle a été calmée, et a pu dormir pendant la plus grande partie de la nuit.

Ce matin, la malade se sent mieux. Cependant les douleurs abdominales ne sont pas complètement calmées. La température est encore à 39°.

Du 13 au 17 septembre, il y a amélioration progressive; pendant ces quatre jours, la température oscille autour de 38°.

Le 15, la malade a eu une selle assez liquide, d'odeur non fétide.

17. — État général très bon. Plus de vomissements.

On refait le pansement. On enlève les fils de suture.

19. — Depuis le dernier pansement, la température de la malade s'est élevée progressivement, pour atteindre 39°8, le 20 au soir. Elle

a eu ce jour-là un accès de fièvre avec frisson, chaleur, sueurs. Même accès fébrile le 21 ; la température atteint 39°7.

On donne un cachet de 30 centigrammes de sulfate de quinine six heures avant l'accès, et un autre trois heures avant l'accès.

23. — On fait le deuxième pansement.

On trouve à la partie déclive de la plaie un petit orifice faisant communiquer avec l'extérieur une petite poche purulente. Elle ne paraît pas dépasser en profondeur la paroi abdominale ; elle contient un pus très odorant.

28. — La malade a continué à ne pas vomir. Elle a eu régulièrement une selle par jour, selle qui n'est ni liquide, ni trop épaisse. L'abdomen est resté indolore.

Du 22 au 26, la malade a eu une température toujours subfébrile, oscillant entre 38 et 39°. On lui a donné un cachet de 60 centigrammes de sulfate de quinine immédiatement après l'accès.

A partir du 26 septembre, la malade devient absolument apyrétique. Depuis, bon état général. Les selles sont toujours régulières ; toujours pas de vomissements.

Le 28, on fait le troisième pansement ; on trouve très peu de pus dans le précédent.

La poche purulente s'est en partie comblée.

1er octobre. — Depuis trois jours, la malade n'a pas été à la selle.

Le 30 septembre, à la suite d'un lavement, le bouton de Murphy a été évacué, c'est-à-dire dix-neuf jours après l'opération.

Etat général excellent. Ni fièvre, ni vomissements, ni douleurs. L'appétit est bon.

11 octobre. — La plaie cutanée est à peu près complètement cicatrisée. L'état général est excellent. Toutes les fonctions sont normales.

La malade quitte l'hôpital complètement guérie.


## OBSERVATION IX

### (Brit. med. Journal, 1895, cas de MURPHY)

Il s'agit d'un cas de constriction d'une anse d'intestin grêle serrée par un épais cordon avec gangrène consécutive et perforation d'une portion d'intestin en question. La résection de celle-ci et l'anastomose des deux bouts faits à l'aide d'un gros bouton de Murphy n'exigea que quelques minutes. Malgré quelques menaces de péritonite, la malade guérit après avoir, dix-neuf jours après l'opération, éliminé le bouton avec les selles.

## OBSERVATION X

*(British med. Journal,* mars 1895, cas de BARLING)

Femme, quarante-neuf ans. Hernie ombilicale étranglée depuis quatre jours. Gangrene du petit intestin.

L'intestin, grâce à un V fait au mésentère, fut attiré au dehors, et les deux bouts furent rapprochés par un bouton de Murphy.

Les suites de l'opération furent paisibles ; mais, le vingt-quatrième jour, on n'avait pas encore observé l'élimination du bouton (elle passa sans doute inaperçue). Guérison.

## OBSERVATION XI

*(The Lancet,* 6 avril 1895, p. 869)

Gangrène herniaire, résection et bouton de Murphy, par BUSH

Dans un cas de hernie étranglée, chez un cyphotique de cinquante-cinq ans chez lequel la kélotomie montra l'existence d'une gangrène étendue de l'anse étranglée, l'auteur, pour réséquer l'anse gangrenée, est obligé de faire une laparotomie sous-ombilicale. L'abouchement fut fait ensuite avec le bouton de Murphy. Guérison.

## OBSERVATION XII

Hernie gangrenée. — Bouton de Murphy. — Mort. — Opérée par le docteur JABOULAY.

Hernie inguinale gauche n'ayant jamais été maintenue par un bandage. Etranglement remontant à quinze jours. Intervention d'un confrère trois jours après. La hernie est réduite aux trois quarts. Le malade est soulagé pendant trois ou quatre mois.

Réapparition, dans la suite, de phénomènes d'étranglement. Néanmoins, une purgation donnée a pu traverser en partie ; émission de vents par l'anus, malgré cela le malade continue à vomir.

Le malade est opéré d'urgence par M. Jaboulay. Ventre plat. Hernie plate. Etat général grave, voix éteinte. Pas de liquide. Gangrène de la muqueuse, odeur infecte à l'incision de l'anse réséquée.

Rien ne la faisait soupçonner. Bouton de Murphy.

Mort le lendemain, avec continuation des accidents.

Rien à l'autopsie. Le bouton a bien tenu.

# RÉSUMÉ

---

L'étude générale que nous venons de faire sur les moyens thérapeutiques employés dans la gangrène herniaire nous a logiquement amené à exclure à l'avenir de cette thérapeutique l'anus contre nature, malgré ses deux avantages, sa facilité et sa rapidité ; les inconvénients qu'il entraîne sont si graves et ses statistiques si sombres qu'il faut le rejeter.

La résection intestinale suivie d'entérorraphie serait l'opération idéale, mais les reproches qu'on lui adresse sont très graves, nous avons signalé surtout sa difficulté et sa longueur.

Le bouton de Murphy remplit, au contraire, les indications auxquelles doit satisfaire un traitement efficace. Il a la facilité et la rapidité de l'anus contre nature, il évite la sténose, permet l'adossement parfait des séreuses et empêche, par sa fermeture solide, l'infection péritonéale.

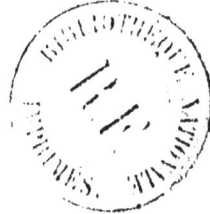

# INDICATIONS BIBLIOGRAPHIQUES

FORGUE et RECLUS. — Traité de thérapeutique chirurgicale.

DUPLAY et RECLUS. — Traité de chirurgie.

BOUILLY et ASSAKY. — Revue de chirurgie, 1883.

DELBET. — Gazette des hôpitaux, 1893.

CHAPUT. — Étude sur le calibre normal de l'intestin grêle (Société anatomique, 1894).

— Recherches sur l'emploi du bouton de Murphy (Société de chirurgie, 1894-1895).

— Objections contre le bouton de Murphy (Revue de chirurgie, 1893).

— Description d'un nouveau bouton (Presse médicale, 1895).

— Bulletin général de thérapeutique, 1894.

GUINARD. — Bulletin général de thérapeuthique, 1894.

VILLARD. — Congrès de chirurgie, 10 oct. 1894.

— Gazette hebdomadaire, 1895.

— Lyon médical, 1894-1895.

— Province médicale, 1896.

GUILLEMAIN. — Des anastomoses viscérales au moyen du bouton de Murphy (Gazette hebdomadaire, 1895).

FORGUE. — Montpellier médical, 1895.

VIRES. — Montpellier médical, 1895.

MURPHY. — New-York medical Record, 1892-1894.

— Chicago clinical Review, 1894-1895.

— Medical News, 16 nov. 1895.

— New-York medical Journal, 1895.

WIGGIN. — New-York medical Journal, 1er décembre 1894.

SWAIN. — The Lancet, 20 oct. 1894.

BARLING (Gilbert). — British medical Journal, fév. 1895.

— Annals of Surgery, tome XVI.

PLETTNER. — Emploi du bouton de Murphy (Central. f. Chir., 29 déc. 1894).

Villy-Meyer. — Central. f. Chir., 29 déc. 1894.

Barétte. — Des sutures intestinales (Thèse de Paris, 1883).

Tostivint. — Entérectomie et entérorraphie (Thèse de Lyon, 1891).

Poirier. — De l'entérorraphie dans les hernies gangrenées (Thèse de Bordeaux, 1894).

Sternberg. — De l'entérorraphie dans la hernie gangrenée (Thèse de de Bordeaux, 1894).

Tardif.— Des anastomoses viscérales par le bouton de Murphy (Thèse de Paris, 1894).

Duvivier. — De la gastro-entéro-anastomose par le bouton de Murphy (Thèse de Paris, 1895).

Maire. — Traitement de l'anse gangrenée (Th. de Lyon, 1895).

Pla. — De l'entéro-anastomose par le bouton de Villard (Thèse de Lyon, 1895).

Semaine médicale, 1894-1895.

Gazette hebdomadaire, 1895.

Gazette des hôpitaux, 1895-1896.

Progrès médical, 1895.

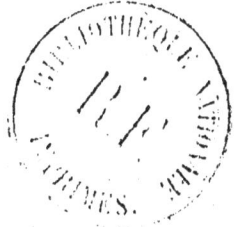

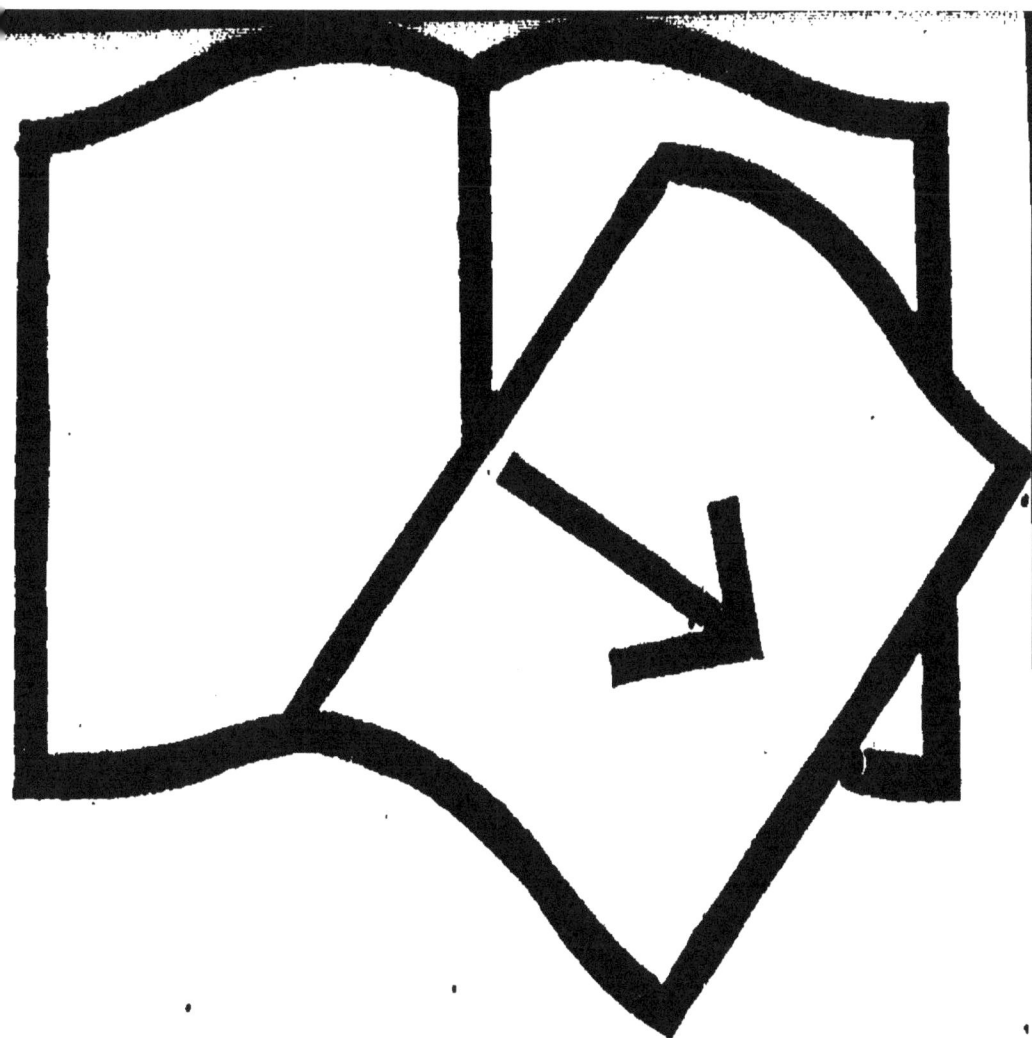

Documents manquants (pages, cahiers...)

NF Z 43-120-13

www.ingramcontent.com/pod-product-compliance
Lightning Source LLC
Chambersburg PA
CBHW071237200326
41521CB00009B/1513